シリーズ

人間科学

5

◉

病む

山中浩司・石蔵文信 編

大阪大学出版会

シリーズ人間科学　巻頭言

一九七二年に私たちの「人間科学部」が大阪大学に生まれました。私たちの人間科学部は、心理学、社会学、教育学を中心に、哲学、人類学、生理学、脳科学などの文系から理系までの幅広い学問分野が交り合いながら、「人そのものと、人が営む社会」の理解を深めるために生まれた学部です。一九七〇年に大阪大学の近くで、大阪万博が開催されましたが、その当時は、技術の進歩や好況な経済の中で日本が沸き立っている最中でした。人々の暮らしもどんどん豊かになり、社会の営みも変わっていきました。そのような中で、私たちは、人々の暮らしの現場に寄り添い、課題を発見し、解決を目指しながら、新しい学問領域の「人間科学」を育て始めました。

それから五〇年近く経過し、私たち大阪大学人間科学部・大学院人間科学研究科の研究者はそれぞれの専門性を深めると同時に、他の学問領域の視座も取り入れることで、人の心、身体、暮らし、社会、共生を探究しながら、それぞれが自らの「人間科学」を作り上げようとしています。その成果を多くの方々に触れていただくために「シリーズ人間科学」を刊行することにしました。そして、「シリーズ人間科学」は人間科学部設立当時からある「人間科学とは何ですか？」という疑問への現時点における私たちからの回答の一つです。

「シリーズ人間科学」の第五巻のタイトルは『病む』です。日々健康に暮らしている人が、ひとたび病気や怪我に遭遇すると、それまでの普通の暮らしでは見えなかったことが見えてくることがあります。自分自身の暮らしのこと、自分の周囲にいる家族や親しい人のこと、さらには、治療や世話に関わってくれる人などです。本書では、「病」の当事者の視点だけでなく、「病」をキーワードに、人や人以外の動物たちの暮らしや心、社会をさまざまな視点から探究している研究者が集まり、『病む』をまとめ上げました。

「シリーズ人間科学」は第一巻として『食べる』を二〇一八年三月に、第二巻の『助ける』、第三巻の『感じる』を二〇一九年三月に刊行しました。今回、第四巻『学ぶ・教える』と本書の第五巻『病む』を同時に刊行しました。このあとには、「老いる」、「争う」のように、人の「こころ」と「からだ」と「くらし」を表すタイトルを持つ続巻の刊行を予定しています。どの一冊も、あるいは一冊の本のどの章も、私たちの「人間科学」であり、人間の理解につながるものであると思います。「シリーズ人間科学」を通して、読者の皆さんと私たちの交流が、お互いに刺激的で、創造的に発展することを願っています。

大阪大学大学院人間科学研究科
「シリーズ人間科学」編集委員会

まえがき

人が「病む」ことにはどんな意味があるのだろうか。先進国の平均寿命が軒並み八〇歳を超え、日本では「人生一〇〇年時代」などと言われる時代である。高度な医療が発達し、疫学データによる健康な食事、健康な生活、健康な習慣が喧伝される世の中で、逆説的にも今ほど「病」に人々の関心が集まっている時代はないかもしれない。ほんの一〇〇年ほど前には、「病」や「死」は、身近な出来事であり、人が生きる上でむしろ自然な出来事の一つであったように見える。本書の第1章では、傷ついたサルたちがどのように生きるのか、彼らを周囲のサルはどんな風に扱うのかが考察されている。人間から見て驚くべきは、サルたちが、特段の争いも論争もなく、ごく自然に傷ついたサルたちと共存することである。人間社会にも、そうした時代や局面があったかもしれない。しかし、現代社会を見れば、「病」には、さまざまな意味やイメージが付随し、あらゆる議論の対象である。

人の社会で「病」に関心が集まる理由の一つは、病気を治療（キュア）したり、病人を世話（ケア）したり、また癒したりする活動が社会化されているからであろう。第2章で描かれているように、「病」と病人の世話は多くの場合対になっているが、世話（ケア）という行動が社会化されてきたのは最近のことである。第5章で扱われるような、人を「癒す」

ことも、次第に差別化され、職業化しつつある。治療は早くから社会化され、職業化されていたが、おそらく現代社会ほどこの活動が大規模に行われている社会はない。池田は、第3章で、「病気に関する語彙は、治療や治癒に関する語彙よりも多様で豊かである」と述べており、第五章で、野村も、「病の語り」の多様性とセラピスト・アプローチの均質性を対比している。このことは、おそらく、治療や治癒が社会化されていることと無関係ではないだろう。

治療すること、世話すること、癒すこと、これらが社会化されることで、「病」の扱いばかりでなく、社会そのものも大きく変わるように思われる。斉藤は第4章で、「病」の治療や世話をめぐって形成されるコミュニティーのあり方について詳述している。人々は「病」を通じて社会関係を形成し、調整し、コミュニティーとしての凝集性を獲得する。第2章で中山が描いたような、「病」を通じた生きる意味すらここでは生まれるように見える。現代社会はまた、モハーチが第六章で描くような、薬という治療手段を媒介とする複雑な社会関係も形成する。「病む」という多様な現象を、薬という一様な手段によって結びつける仕組みは、「病」がさまざまな利害や論争の対象となる原因でもある。

治療や世話や癒しが社会化されることは、同時に、「病」そのものが社会化されカテゴリー化されることでもある。現代社会では、個人が「病む」ことは多様で複雑だが、社会での扱いは多かれ少なかれ画一的で、一様である。ここから、「病む」ことや、「病む人」の物語を、社会が「創り出す」というようなことも生じる。第7章で山中は、肥満がどのように「病気」として構築されるのか、第8章で野島は、病む人の「公的な物語」がどのように社会の中で創られていくのかを描いている。われわれは、個人が「病む」ことと、その社会的意味づけやイメージとを頻繁に取り違える時代に生きている。これほど「病」に関心が集まる時代にあって、われわれは、「病む」ことへの誤解にとらわれるようになっている。

本書では、最後の二章で、病と老化と死について触れている。医師の石蔵は、高齢化社会で、老化と病が共存する状況に個人がどのように対処すべきかについて、治療（キュア）と世話（ケア）の区別を立てながら述べている。「人生一〇〇年時代」と「長生きリスク」という二つの用語を並べると、現代社会が陥っているジレンマが切実に感じられる。石蔵の議論は、「長生きリスク」を回避するためには、キュアの対象である「病気」を、ケアの対象である「老化」に読み替えていくことであるというように読める。終末期患者ケアの専門家である平井の議論も、「予期される自己」と「現実の自己」の落差を縮小する手段として、治療への過度の期待をほかの期待に切り替えることであるとしている。おそらく、人の「死」は、過大にふくれあがった社会化された「病」のイメージと治療への過剰な期待から、人々の心を引き戻す一つの契機であろう。前世紀の巨大な戦争の経験が、人々が「死」について公けに語ることを長い間回避させてきたが、皮肉にも超高齢社会の到来が否応なくわれわれに「死」について考えることを強いているようにも思われる。本書の出版もそうした時代の産物である。

大阪大学大学院人間科学研究科では、行動学、哲学、人類学、福祉学、教育学、臨床心理学、社会学、医学などの領域で「病」の問題を扱っている。そのアプローチは多様であるが、現代社会と「病」の関係は共通する問題意識である。二〇一八年から、本研究科が中心となり、大阪大学ユネスコチェア『グローバル時代における健康と教育』の運営を行っており、「健康」や「病」は、人間科学においてもっとも重要なテーマの一つとして位置づけている。本書が、そうした活動への理解と本研究科の多様なアプローチの中にある共通の理念を紹介する一助となれば幸いである。

本書の成立に際して、多くの方々のご協力をいただいた。何よりも多忙の中快く執筆を引き受けていただいた執筆者の方々、『病む』という、やや抵抗のある表題についてご理解をいただいた大阪大学出版会のみなさまに感謝申し上げたい。本書の編集において多大なる労をおとりいただいた編集者の板東詩おりさんと川上展代さんには、執筆者を代表して特に深く感謝申し上げたい。最後に、本シリーズ全体の編者である中道正之氏、白川千尋氏には、構想段階から最終の調整にいたるまで多くのご指示とご支援をいただき、ここに記して感謝の意を表したい。

責任編集者　山中浩司・石蔵文信

目次

第1部

群れ（社会）の中での暮らし

第1章　傷ついたサル、障がいを持ったサルの暮らし

中道　正之

1　はじめに

ある夏の日、ビンティという名の八歳になるメスのゴリラが、アメリアのシカゴにある動物園でいつもと同じように他の六頭の仲間たちと一緒に放飼場で過ごしていた。四メートルを超える高さの壁に囲まれたその放飼場に、三歳の男の子が落ちた。男の子は気を失い、コンクリートの床に横たわるだけだった。この惨劇を目にした来園者たちは叫びながら、更なる惨劇を予想したかもしれない。でも、実際には奇跡のようなことが起きた。ビンティが男の子に近づき、両腕で抱き上げて、そこから飼育担当者が出入りに使う扉の前まで運び、そこにゆっくりと男の子を横たえたのだった。男の子は扉の裏で待機していた救護隊によって運び出され、病院で

治療を受け、回復した[2]。

これは一九九六年八月一六日に起こった出来事で、ビンティはアメリカ国内だけでなく、ヨーロッパの国々でも、「男の子を助けたゴリラ」として新聞やテレビで取り上げられた。ヒトが道端で倒れている動物を助けてもマスコミの話題にはならないが、動物がヒトを助けたのだから当然だろう。しかも、ゴリラである。オトナのオスは体重が一五〇キログラムを超えるほどの巨体であり、メスでも一〇〇キログラムを超えることがある。映画の中で描かれるゴリラは狂暴な存在であることが多い。そんなゴリラが、気を失い倒れている男の子を抱き上げて、ヒトが出入りする扉まで運んだのだ。二〇余年後の今日だったら、ビンティはＳＮＳで世界中に知れ渡り、地球上でもっとも有名なゴリラになっていただろう。

ヒトは、同種であるヒト同士の助け合いを見れば、好ましく感じ、称賛したくなる動物である。ましてや、ゴリラのビンティが男の子に示した思いもよらぬ完璧な援助行動を見たり、聞いたりすれば、ヒトは誰しも拍手したくなるのも当然だろう。極めて稀なゴリラの異種への援助行動は、私たちヒトが他者を助けるという行動を好ましく感じる動物であることを再確認させてくれたとも言える。

ヒトと同じように、動物の暮らしは平穏な時ばかりではない。時には、ケガもするし、病気にもなり、そして、いつかは死亡する。集団の中で共に暮らす親しい仲間が、傷つきそれまでと同じように歩いたり、食べたりできなくなった時、仲間はどんな行動をとるのだろうか。このような特別な場面に注目することで、通常は隠されている動物たちの高い社会性や認知能力などが浮かび上がるかもしれない。

本章では、ヒト以外の霊長類が傷を負ったとき、あるいは、生まれながらに障がいを持っているとき、母や周りの仲間がどのように行動するのかを、筆者が実際に観察した事例や論文で報告されている事例をもとに紹介する。このような特別な場面での動物の行動を知ることはそれぞれの動物の行動特性を理解し、その背後にある動物の情動を推測するのに役立つだけでなく、同じような場面でのヒトの行動との類似性を議論し、その行動の進化を探ることにつながるかもしれない。

2　怪我や病気の子どもへの世話行動

野生場面で暮らしているヒト以外の霊長類が木から落下したり、捕食獣に襲われたり、あるいは同種の他集団または同じ集団の個体との争いなどによって大きな外傷や骨折を負うことがある。しかし、大きな傷であっても、自然に治癒して暮らしている野生の霊長類は多い[1]。でも、母に多くを依存している子ザルが大きな怪我や病気になると、母からの特別な世話を受けないで生きることは難しい。ニホンザルでのそのような事例を紹介する。

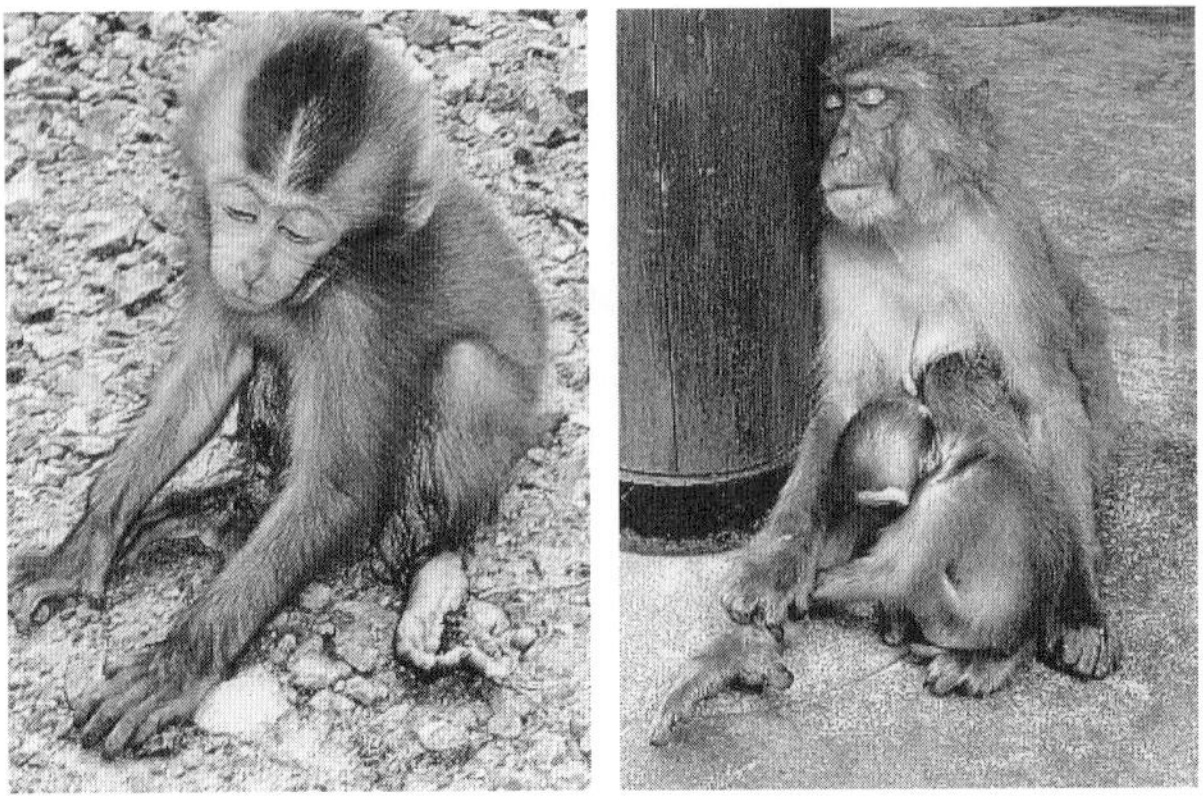

図1-1　傷ついた母子。
（右）左肘に咬まれ傷のある６歳の母ザルと両足首に大きな咬まれた傷がある生後２ヵ月の子ザルがくっついて座って眠っている。（左）子ザルの左足首は皮膚でつながっているだけの大怪我であった。

(1) 生後二ヵ月の子ザルの怪我

勝山ニホンザル集団（餌付け集団、岡山県真庭市）で観察していた筆者は、生後二ヵ月の子ザルが母ザルの足に少しだけもたれるようにして、頭を下げて座っているのを見つけた[6]。普通なら、ニホンザルの生後二ヵ月の子ザルは母ザルの胸にもたれて眠ったり、休んだりする。だが、六歳の母ザルは左腕の肘に咬まれた傷があり、出血していたので、子ザルを抱くことができなかったのだろう。そして、二ヵ月の子ザルの両足首にも咬まれてできた大きな傷があり、特に、左足首は皮膚だけでつながっているほどの大怪我であった（図１-１）。傷の大きさから、母ザルも子ザルも鋭い犬歯を持つオトナオスに咬まれたはずだが、誰に咬まれたのかはわからなかった。

その日は夕方まで、母ザルも子ザルもほとんど動くことなく過ごしていた。夕方になり、集団が餌場から山に戻り始めた時、母ザルは傷を負っていない右手だけでこの子ザルを抱えて、二本の足で歩きながら、他のサルたちと一緒に山の斜面を登って行った。（図1-2）子ザルは傷のひどい両足で母の腹部にしがみつくことができなかったし、咬まれていない両手で母ザルの腹の毛をつかむことも、衰弱がひどくて全くできなかったようだ。母ザルは左肘に怪我を負いながら使える右手で子ザルを抱き、二本の後肢で歩行していたという事実は、ニホンザルの母ザルが怪我を負いながらも、健常な子ザルを育てている母ザルでは見かけることのない抱き方、歩き方をするだけの行動の柔軟性を持っていること、そして、子ザルへの強い愛着を持っていることを物語っている。

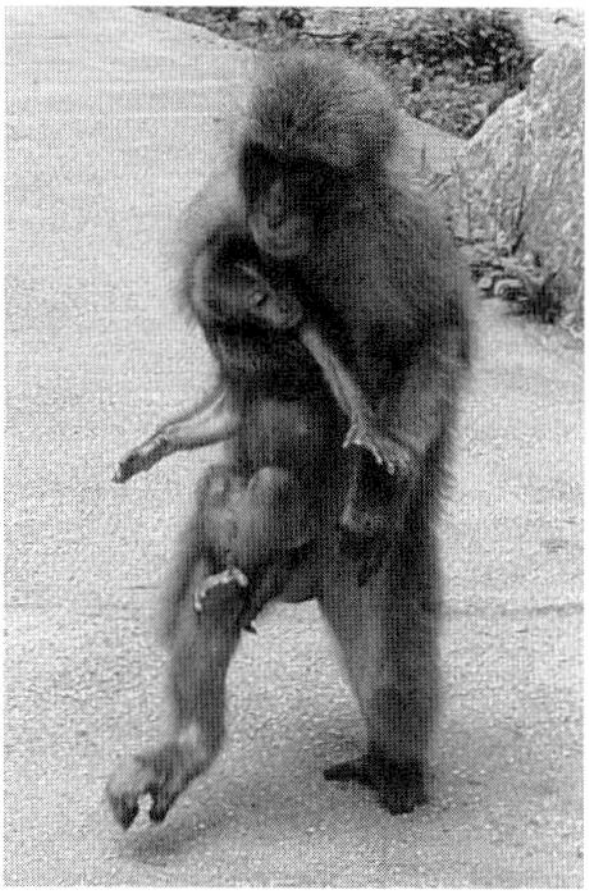

図1-2　左手に咬まれた傷があるため、咬まれていない右手で、大きな傷を負った子ザルを抱えて二足歩行する母ザル。

　翌日も、この母子は、群れと一緒に餌場に出てきたが、子ザルの状態はどんどん悪くなり、ほとんど横たわるのみで、母乳を飲むことはもちろん、声を出すこともなかった。そして、翌々日の朝、母ザルは死亡した子ザルを片手で抱えて山から餌場に降りてきた。多くのヒト以外の霊長類で確認されているように、ニホンザルの母ザルも我が子の遺体を手で持って運ぶ[6]。初産であったこの母ザルも昼間は死んだ子を持ち運んでいたが、夕方、集団と一緒に山に戻る時には、遺体を持っていなかった。同じところを繰り返し動き回っていたので、草の中で見失った遺体を探していたのかもしれない。

(2)　歩行困難になった一歳を過ぎた子ザル

生後一年を過ぎたニホンザルの子ザルは、母乳がなくても自然の食べ物だけで生きていくことができるし、集団と一緒に山の中を移動することもできるのだが、まだ母ザルの背中に乗って運んでもらうことも、母ザルのおっぱいを飲んでいることもある。でも、昼間は母のそばで過ごすよりも、同い年や年の近い子ザルたちと一緒に過ごす時間のほうがずっと多くなっている[5]。このような時期に、子ザルが怪我をするとどうなるのだろうか。先の事例と同じ勝山集団での観察事例を紹介する[13]。

一歳半のオスの子ザルが両足を引きずって歩くようになった。原因はわからなかったが、それからは母ザルにくっついたり、毛づくろい受けたりすることが、以前よりも増えた。また、この子ザルはクィーなどの音声を、これまでより頻繁に出すようになった。そして、この音声の後には、母ザルからこの子ザルへの毛づくろいが行われていた。残念ながら、この子ザルは足を引きずるようになってから一ヵ月ほどで姿が見えなくなったので、死亡したと思われる。この事例からは、母ザルからの世話行動がなくても生きていけるぐらいまで成長した子ザルであっても、歩行が難しくなった時に鳴くことで積極的に母ザルを求め、母ザルがそれに反応して、頻繁な世話行動を示したために、この母子がより幼い子ザルと母ザルに見られるような関係に戻ったことが理解できる。

(3)　足首から先を失った四歳のワカオス

淡路島ニホンザル集団（餌付け集団、兵庫県洲本市）で暮らすオスの一頭が、四歳五ヵ月のときに左足の足首をワナ猟のワイヤーに挟まれて、足首を失った[5]（図1-3）。ニホンザルのオスの子ザルは成長とともに、母ザルと一緒に過ごす時間が少なくなり、三歳頃から六、七歳頃に生まれ育った集団を出ていく。集団からの離脱である。左足首を失ったこのワカオスは四歳になるまでは、母ザルの近くで時々確認できることもあったが、四歳を過ぎてからは、餌まきの時に餌場に現れるぐらいで、それ以外の時は山の中にいて、ほとんど姿を見かけなかった。そんなワカオスが、足首が皮だけでつながった状態で、餌場の中央で他のサルたちと一緒に座っているのを発見した。足首の切断面には、まだ濡れた血

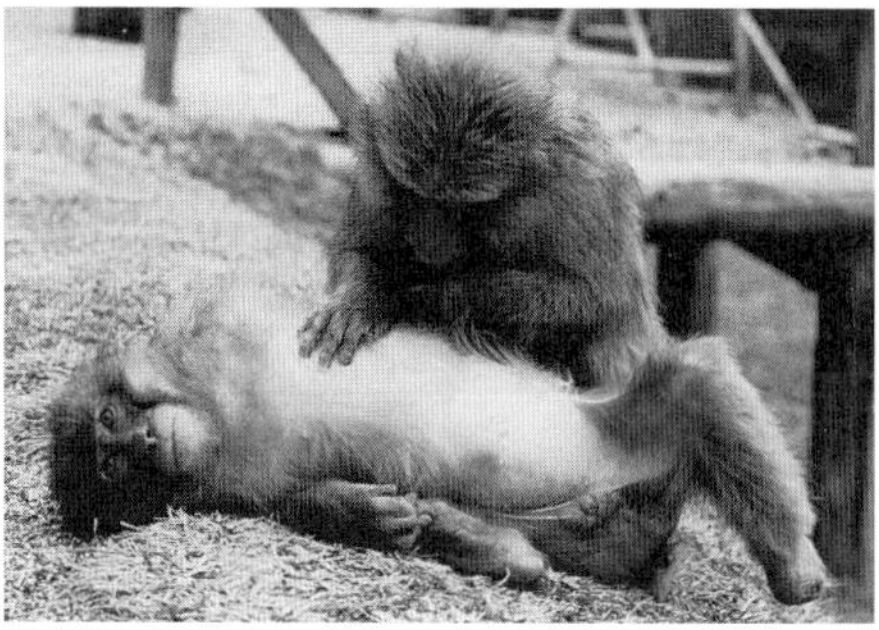

図1-3　母ザルから毛づくろいを受ける足首を失くした4歳半のワカオス。

が付いていた。翌日には、足首は取れて失くなっており、切断面も乾いていた。このオスは怪我と同時に、集団の中心部で過ごすようになり、しかも、母ザルの近くに座り、母ザルが歩くと、残された三本の手足で、母ザルの後ろをついて歩くこともあった。母ザルは成長して疎遠になった息子を避けることなく、毛づくろいをするようになった。母ザルから息子への毛づくろいは毎日確認されたが、息子から母ザルへの毛づくろいを目にすることはなかった。同時期に、このオスと同い年のオスたちがそれぞれの母ザルからこのような頻繁な毛づくろいを受けることはなかったので、足首を失くすという大怪我を負ったワカオスだけが、母ザルとの密接な関係を復活させたと言っていいだろう。

一ヵ月後には、ワカオスの足首はほぼ完治しているように見えたが、まだ母ザルの近くにいることが確認できた。しかし、その一ヵ月後には、棒状になった左足を地面につけて歩くようになり、四本の手足での歩行が復活し、怪我をする前のように、母ザルとの関わりが少ない暮らしに戻った。

この事例では、足首を失うという大怪我を負うと、ワカオスであっても、母ザルの元に戻り、傷が癒えるまでは、幼かった頃のように、母ザルのそばで多くの時間を過ごしたこと、そして、母ザルもそんな息子に毛づくろいという親和的な行動を日々続けたということが大きな特徴であった。さらに、特筆すべきことがもう一点ある。ニホンザルでは、多くのオトナメスとその子ザルたち、そして、優劣順位の高い少数のオトナオスが集団の中心部にいることが多く、年長のオスの子ザルやワカオスは集団の周辺部で過ごすことが多い。にもかかわらず、大怪我をしたワカオスは、その直後から中心部で過ごし、母ザルと一緒の時間を多く持つようになった。しかし、中心部にいる母ザル以外のオトナメスや高位のオトナオスたちから攻撃的な行動を受けるような場面を目撃することはなかった。言い換えるならば、怪我をしたワカオスは中心部にいるサルたちから追い出されることなく、そこにいることを許容されていたからこそ、傷が癒えるまで母ザルに依存できたのである。

3　怪我をしたオトナの行動

野生の霊長類が手や足の一部、指などを失くす大きな怪我の最大の理由は、ワナ猟である。例えば、アフリカのウガンダの森に生息する野生チンパンジーの三〇％以上の個体が四肢に損傷があり、その約六〇％がワナ猟による損傷だったという報告がある。(3) しかし、傷を負った直後のチンパンジーの行動や同じ集団の仲間の反応についての記述、さらには、傷が癒えた後に、四肢のさまざまな損傷が社会行動において障がいとなっているかどうかを調べた研究は見当たらない。でも、そのような損傷を抱えながら集団の中で生きているという事実がある。手足に大きな損傷を抱えたチンパンジーやゴリラも、健常な四肢を持った個体と同じように自然の食物を獲得し、生存している。ヒトと違って、ヒト以外の霊長類では、進化的にヒトに最も近いチンパンジーでも、食べ物を他の個体に手渡すということ、つまり、積極的な食物分配はとても珍しい。だからこそ、損傷を受けた手足で、地上や樹上をいかに移動し、食物を獲得し、食べているのかということを明らかにすることは、霊長類の行動の柔軟性を探ることにもつながる。

　手足が健常なチンパンジーやゴリラたちは、手を用いて、それぞれの植物に応じた加工処理をしながら、最後に口に入れて、咀嚼し、嚥下、消化する。例えば、マウンテンゴリラのよく口にするイラクサは茎にも葉にも棘のある植物である。それを未処理で、口に入れると棘で口の中が痛くなる。だから、口の中に入れるまでに、両手を用いて棘が刺さらないように葉を茎から取り、最後に葉の裏面が外になるように丸めて、口に入れる。イラクサの葉の裏面には表面に比べて棘がほとんどないので、食べ易いからだ[1]。イラクサの葉を一枚食べるだけでも、このように両手を用いた操作が必要であるから、ワナにかかり、指を失くしたり、変形して硬直したり、さらには、手首や足首を失ったりした個体が採食行動を行うのには、多くの負荷が伴うと想像されるかもしれない。

　しかし、実際には、それぞれの個体は自身の手の損傷に適した採食手法を獲得している。例えば、通常は二本の手で行う操作を片手で行ったり、口や足を用いての手法である[1]。このような損傷に対応した独自の食べ方を獲得していても、前肢に重い損傷のある個体では、健常な個体に比べて、採食時間が長くなっている場合が多い。そして、枝にぶら下がっていることが少なく、移動するのに容易な太い枝をより頻繁に利用する[3]。つまり、ワナ猟で手足に損傷を持った個体は、それぞれの損傷に合わせて、食物を獲得するためにどのルートで移動するか、どのように体のバランスを取りながら、樹上で目的の植物を手繰り寄せ、つかみ、口に入れるのかなどの多方面にわたる行動戦略を開拓し、その戦略を柔軟かつ適切に用いていると言える。したがって、健常な個体と比べると、劣る面もあるが、ワナ猟による手足の損傷（impairments）が集団の中で暮らす個体の移動や採食活動に大きな障がい（disability）とはなっていないと結論付けられている[1][3]。

4　先天性四肢障がいの子ザルの行動

ニホンザルでは、手や足の指の欠損、手首、足首から先の複雑な変形、さらには、手首や足首を欠損した赤ん坊が誕生することがある（図1-4）。一九七〇年代には日本の各地の餌付け集団だけでなく、野生の集団でもこのような先天性四肢障がいの個体が確認されていた。淡路島集団では、一九六八年の餌付けが開始された当初からこのような個体が集団内におり、その翌年から三八年間に誕生した子ザルの一六％が先天性四肢障がいの子ザルだった[10]。

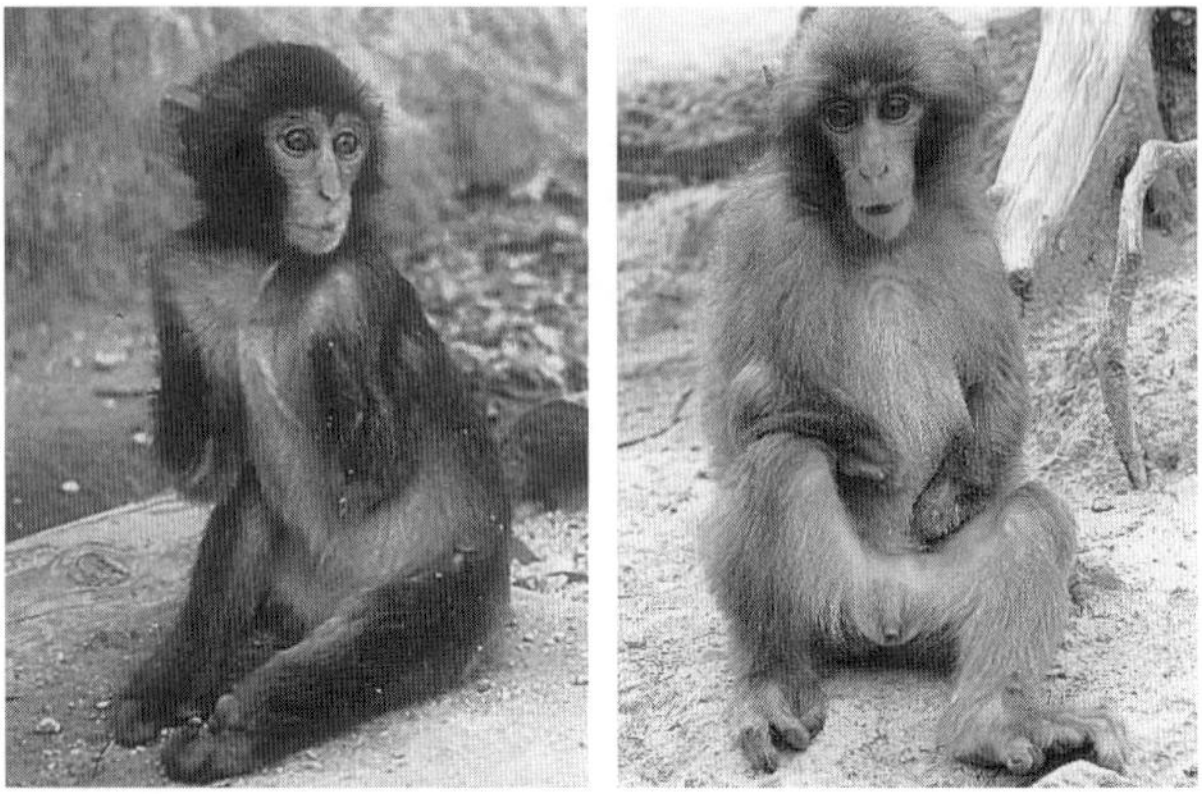

図1-4　先天性四肢障がいの子ザル。
（左）手首、足首が欠損したり、変形した1歳前の子ザル。（右）両前肢は肘から先で欠損しているが、後肢には障がいのない1歳の子ザル。

霊長類の赤ん坊は、誕生直後から、四本の手足で母ザルの腹部にしがみつくことができ、母ザルは手で赤ん坊を支えて歩く必要はない。だから、赤ん坊が母ザルにしがみつくことによって、母ザルの養育行動を刺激し、母ザルが適切な世話行動をすると考えられていた。[4] しかし、淡路島集団で生まれた先天性四肢障がいの赤ん坊の母ザルが、子育てを放棄した事例は一度も確認されていない。[5] このことから、子ザルの誕生直後からのしがみつきが母ザルの養育行動を引き出すために不可欠なものではないことがわかる。

淡路島集団での生後一年間の子ザルの死亡率が健常な子ザルでは一〇％であるのに対して、先天性四肢障がいの子ザルでは二八％と三倍近い高い値になる。しかし、つかむことが大きく制限される子ザルであっても、その七二％は少なくとも生後一年間は集団の中で生存できていたのである。[7] この事実は、ニホンザルの母ザル

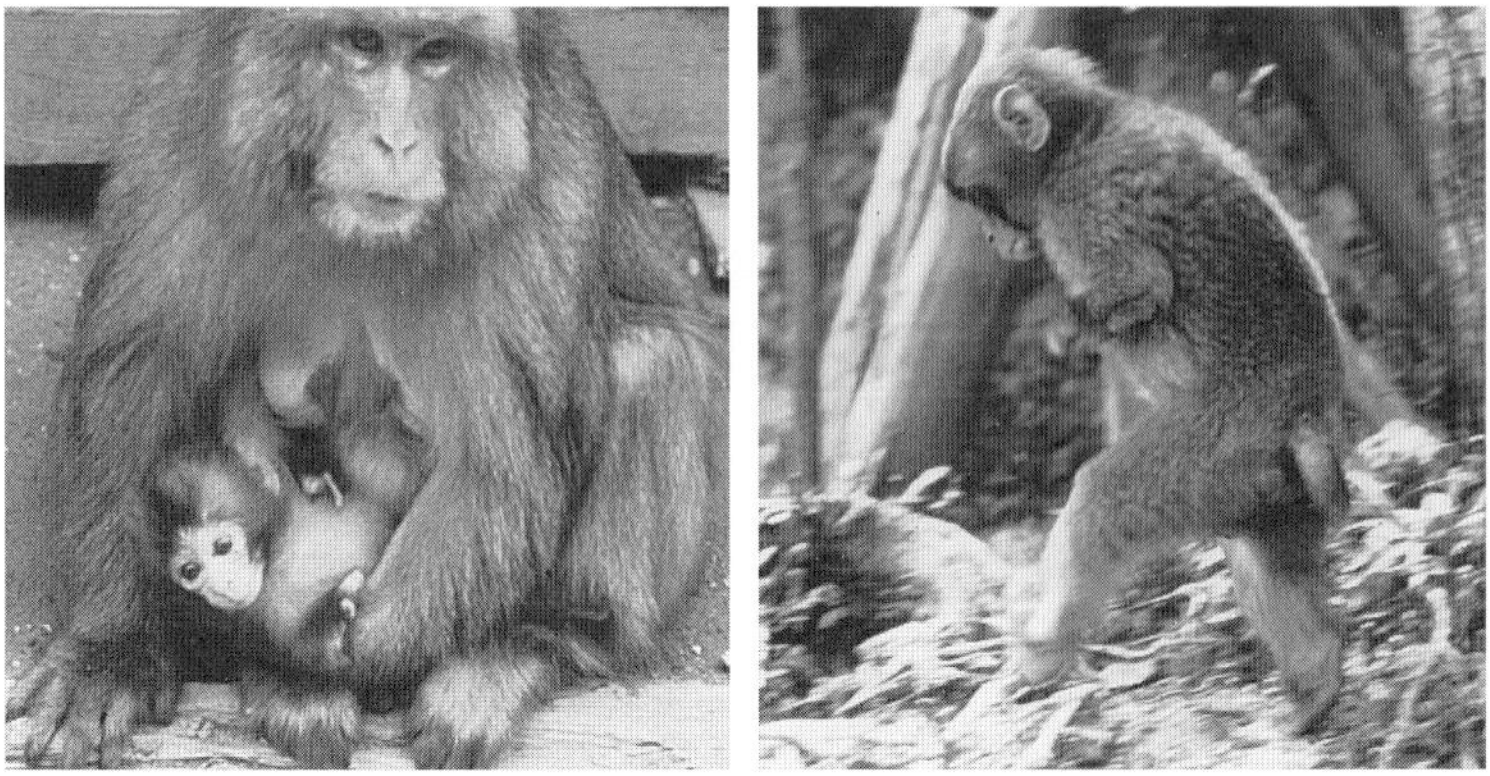

図1-5　（左）母ザルに抱かれる生後1ヵ月の重度四肢障がいの子ザル、タナゴ。（右）生後6ヵ月のタナゴは、後肢を用いての二足歩行を獲得し始めた。

は先天性四肢障がいの子ザルであっても、その障がいを補償するような適切な子育てを行うことができるということを意味している。

具体的に、母ザルがどのような子育てをしているのかを、タナゴという名のオスの子ザルの生後一年間を紹介しながら説明する。[5] タナゴの前肢は両方とも肘から先が棒状になっており、両足とも、指が欠けたり曲がったりしていた（図1-5（左））。もちろん、自力で母ザルにしがみつくことができないので、母ザルが歩くときには、片手でタナゴを抱え、他の三本の手足で歩いていた。母ザルが座って授乳するときも、タナゴが倒れないように、片手で支えていた。このように母ザルがタナゴを支えたり、抱いて運んだりしたので、生後一年間の母ザルと子ザルが体を接して過ごす時間や授乳時間に、タナゴと健常な子ザルとの間には明瞭な差がなかった。母ザルが柔軟に自身の行動を変容させることによって、つかむことができないという子ザルの障がいを適切に補償していたと言える。

子ザルは成長とともに、歩行などの運動能力が発達し、母ザルから離れて過ごす時間が増える。タナゴも最初は肘から先の部分と変形した両足首で四足歩行をしていたが、生後五ヵ月頃からは後肢だけを用いた二足歩行になった。当初は頻繁に転倒していたが、徐々に安定した二足歩行を獲得することができた（図1-5（右））。少し斜めになった木ならば、両肘と後肢で幹を挟むようにして登ることができた。

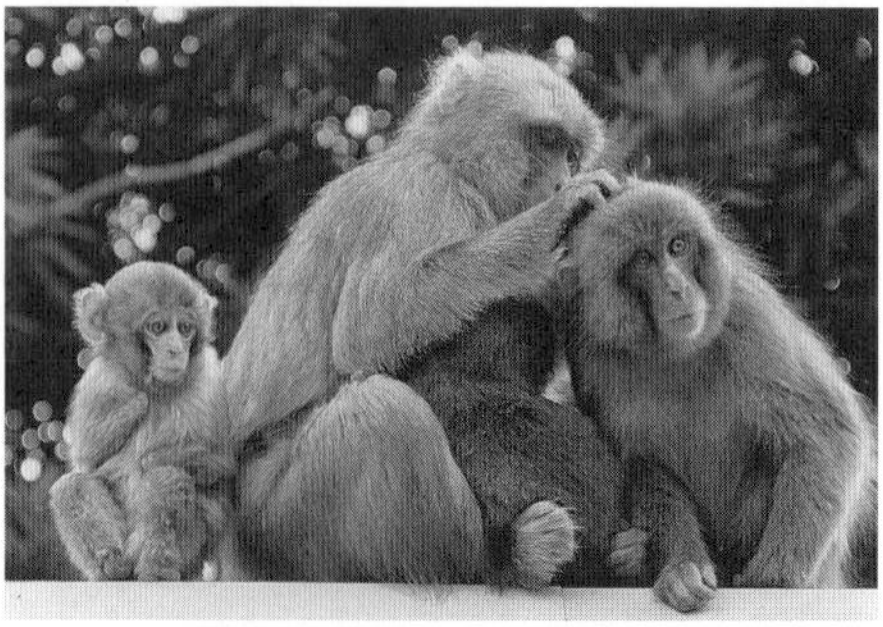

図1-6　血縁関係にないメスザルの背にくっついて座っている重度障がいの生後1歳の子ザル。メスは1歳の自分の子に授乳しながら、年長の子ザルに毛づくろいしている。

運動能力の発達は、タナゴが他の子ザルたちと一緒に採食やレスリング遊びすることを可能にした。しかし、健常な子ザルたちが追いかけっこのような大きな位置移動を伴う激しい動きや木に登って動くと、タナゴが追従することは不可能であった。このようなとき、タナゴが向かうのは、餌場では毛づくろいをし合ったり、座ったり、横になったりして休息していることが多いオトナであった。順位序列の厳しいニホンザルでは、子ザルが母ザルや近縁のオトナメス以外の個体に身体を接して過ごすことは容易ではない。しかし、タナゴは血縁ではないオトナや年長のメスの子ザルたちの近くで過ごすことが、健常の子ザルよりも多くなっていた。集団のオトナたちが積極的にタナゴに関わったわけではない。近くにいること、時には、身体を接して座るタナゴを許容していたのである。タナゴに対して高い寛容性を示したと言い換えてもいいだろう。

タナゴだけがこのような扱いを受けたわけではない。他の先天性四肢障がいの子ザルたちに対しても、それぞれの母ザルは障がいに応じた運搬や抱きなどを行い、適切に補償する世話行動を行い、他のオトナたちも高い寛容性を示していた[5]（図1-6）。その結果として、先天性四肢障がいの子ザルの生後一年間の生存率が七割を超える高い値となったのである。

5　先天性四肢障がいのオトナのサルの行動

淡路島集団では生後一年までの子ザルだけでなく、一歳から四歳までの未成体、さらに五歳以上のオトナのどの年齢段階でも、ほぼ同じ割合で、先天性四肢障がいの個体が集団の中で暮らしている[10]。つまり、どのサルも四肢の障がいに適した歩行や木登り、採食の仕方を獲得しているから、その多くがオトナになっても集団の中で生き残っていると言える。それでは、オトナのサルたちの社会行動に四肢障がいはどのような影響を与えているのだろうか。

四肢障がいのオトナのメスは、健常なメスに比べると、他の個体への毛づくろい時間とその相手数は少なかったが、他個体から毛づくろいを受ける時間には差がなかった。他の個体と体をくっつけているだけで何もせずに休息しているような消極的な社会的関わりの時間も、四肢障がいのメスのほうが少なかった。逆に、四肢障がいのメスは休息の時間が健常なメスよりも多くなっていた[11]。これらの結果は、四肢障がいのオトナのメスの社会性が健常なサルに比べて劣っているという思いを抱かせるかもしれない。

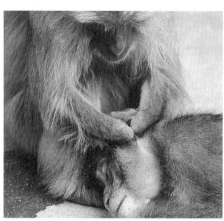

図1-7　両手を欠損し、棒状になった先端で毛づくろいしているオトナメス。

しかし、四肢障がいのサルは、移動にしても採食にしても四肢障がいに応じた独自の様式で行い、健常なサルに比べてこれらの行動に多くのエネルギーが必要と考えられる。そのため、社会行動に関わる時間を削減して、その分を休息時間に用いていると考えることもできる[11]。障がいを負ったサルは柔軟に時間配分しているとも言える。

特筆すべき事実は、ニホンザル同士の親和的な社会的関わりの手段として不可欠な毛づくろいを、手に障がいを持っているサルたちも行っているということである（図1-7）。毛づくろいは、相手の体の毛を分け、片手で毛を抑えながら、もう一方の手で毛の根元に付着しているシラミの卵や皮膚の老廃物を除去する行動である。指の細やかな動きが必要な行動である。にもかかわらず、変形した指や、手首がなくなり棒状になった肘から先の部分や肘で毛をかき分け、障がいのある両手で挟んだり、口先や舌でなめとったりする。時には、後肢を用いての毛づくろいもある。このような毛づくろいであるため、健常なサルに比べると毛づくろい時間が短くなっているだけでなく、さらに詳しく調べると、シラミ卵を取る回数もかなり少ないかもしれない。しかし、このような独自の様式の毛づくろいを仲間のサルに行い、毛づくろいをしたサルからもお返しの毛づくろいをしてもらっている。だから、毛づくろいを受けることについては、四肢に障がいのあるサルと障がいのないサルの間にはまったく差がなかったのだ。

一般に、ニホンザルの毛づくろいでは、二頭が毛づくろいの役割を交代しながら行い、一年ほどの期間でまとめれば、過半数以上の毛づくろいペアでは、ほぼ均等に毛づくろいのやり取りがなされている。[8] 四肢障がいのサルの場合には、毛づくろい時間がやや少ない傾向にあるが、それでも、集団のメスたちの毛づくろいネットワークの中に十分に組み込まれていると言える。ただし、血縁関係を基にした明確な優劣順位のあるニホンザル社会において、四肢障がいのオトナメスの優劣順位は、血縁関係から予測できる順位よりは若干低いものであった。[12]

これらの事実から、四肢障がいのサルが集団の中で生存できる理由として次の二点が指摘で

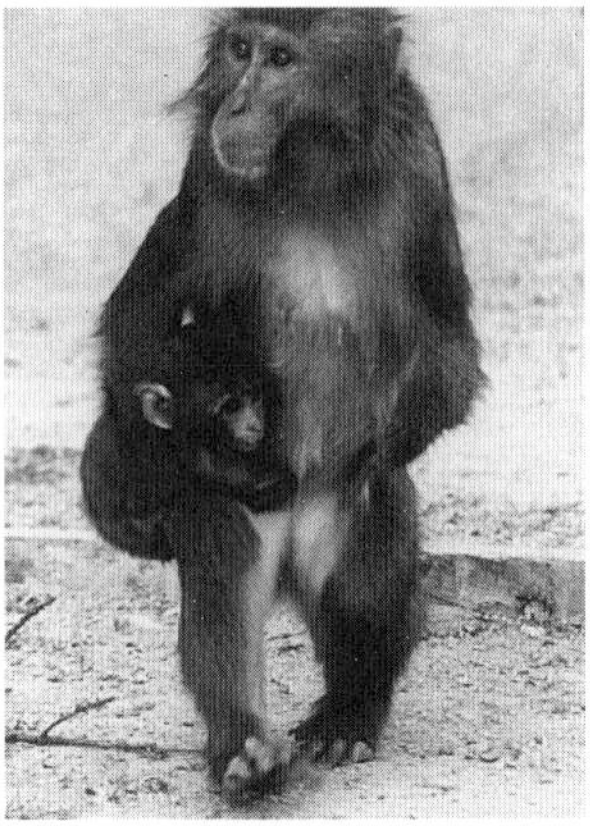

図1-8　前肢を欠損したオトナのメスのユーキが障がいのない後肢で二足歩行しながら、四肢全てに障がいのある子ザルを太ももに押し付けるようにして運んでいる。

きる。[11] 一点目は先天性の四肢障がい個体はそれぞれの障がいに適した運動様式を獲得していたこと。二点目はそのような四肢障がいのために見た目の形態も移動や採食様式もさまざまなレベルで健常個体とは異なっていても、四肢障がいの個体が健常個体と一緒に社会の中で暮らすことができていること。言い換えるならば、集団の中で暮らすニホンザルにとって、四肢の変形や欠損が社会的には大きな障がいとはならないということである。

最後に、ユーキと名付けられたメスの子育てを紹介する。彼女は両手首がなかったが、後肢で安定した二足歩行ができるメスだった。手首がなく、足首も変形して母ザルにしがみつくことができない子ザルを出産した時、彼女はその子ザルを自分の腰に押し付け、子ザルの腕を自分の太腿に引っ掛けて運んでいた（図1-8）。授乳の際には、ユーキは子ザルを腹部に入れてその背を支えていた。子ザルの体を毛づくろいするときには、二本の棒状になった前肢で毛を分け、その二本の棒状の先で何かを挟んで取り、口に入れていた。ユーキ自身が両手首のない重度四肢障がいであっても、彼女は独自のやり方で、重度四肢障がいの子ザルを少なくとも生後一年間を育てることができた。この事実は、ニホンザルが自身の生存と子育てに対して強い動機づけを持つ生き物であることを示唆している。

6　おわりに

現生人類の祖先である初期人類、あるいは古人類が大きな障がいを持ちながらも長期にわたり生存していたことが、化石骨の分析からわかっている。この事実から、初期人類が障がいを持つ仲間に特別の世話、あるいは援助をしていた可能性が議論されている[9][11]。本章で紹介したように、ヒト以外の霊長類では手首や足首を失くすほどの大きな怪我をした個体も、四肢に先天性の障がいを持つ個体も、独自の運動様式を獲得し、集団の中で暮らしている。しかも、母ザルが障がいを持った子ザルに対して特別な世話行動を示した以外では、重度の障がいを持つ個体であっても、集団の仲間から特別の世話や支援を受けているという事実はなかった。したがって、大きな障がいを持つ初期人類が生存していたという事実だけから、初期人類が障がいを持つ仲間を社会的に支援していたとする議論、さらに、初期人類の段階で豊かな向社会性や利他行動が進化していたという議論には、十分な注意が必要である[9]。

大事なことは、障がいを生まれながらに持っていても、あるいは、大きな怪我で後天的に障がいを負うことになっても、それらの個体が、健常な個体と共に、集団の中で暮らし続けていたという事実である。さらに、障がいを負った手での毛づくろいが健常個体の毛づくろいと同じレベルで、シラミの卵などを除去して衛生的機能を発揮していたとは思えないが、そのような毛づくろいであっても他個体と親和的に関わるという社会的機能は十分に発揮していたということである。集団での暮らしには、食物や繁殖相手をめぐる争いなどのコストがあるが、他方、捕食獣からの防衛や採食機会の増加などの利益が得られるだけでなく、心理的安心感も得ている可能性が高い。子ザルだけでなく、ワカオス期のニホンザルも、大きな傷を負ったときには、より若い時期の子ザルのように、母ザルを求めた。母ザルと一緒にいることが心理的安定をもたらし、結果的に、傷の治癒にプラスになったかもしれない。大怪我を負ったオトナでも、怪我をする以前と同じように、仲間と親和的に関わりながら共に暮らすということが怪我からの回復に役立つかもしれない。ただし、このことは野外での観察データからの推論であり、今後の研究での実証データを基にした検討が必要である。

本章では、野生場面でのニホンザルや類人猿の観察データから、二つの点を確認した。一つ目は、健常な母ザルだけでなく、大きな障がいや傷を負った母ザルも、先天性四肢障がいや大きな怪我でしがみつくことが困難な子ザルを適切に子育てするだけの行動の柔軟性を発揮する能力を持っていたことである。二点目は、障がいを持った個体が仲間から食物分配のような積極的な支援を受けることも、仲間から攻撃を受けて集団から排除されるような否定的な扱い受けることもなく、それまでと同じように集団の中で暮らし続けているという事実であった。積極的支援でも、否定的扱いでもないから、このような関係を「中立的な共生」といってもよいかもしれない。ヒト以外の現生の霊長類で、このような共生が一般的であるということから、ヒトとサルの共通祖先の段階でこのレベルの共生が獲得されていたと推測できる。そして、このような共生の土台がなければ、現生人類の高い向社会性や利他性の進化も難しかっただろう。

初期人類の化石骨や化石骨が埋まっていた周囲の状況などからだけでは、初期人類の暮らしと心を描き切ることは難しい。私たち現生人類の豊かな社会性を支える心の進化を理解するためには、ヒト以外の現生の霊長類を対象にした行動研究が不可欠であり、その一部として、先天性の障がいや大きな怪我や病気などを負った個体の行動変容、そして、母や仲間の反応を詳細に記述することを推し進めることが重要である。

引用文献

（1）Byrne, R. W., Stokes, E. J.（2002）. Effects of manual disability on feeding skills in gorillas and chimpanzees. *International Journal of Primatology*, 23, 539–554.

（2）Chicago Tribune（2016）. 20 years ago today: Brookfield Zoo gorilla helps boy who fell into habitat. https://chicagotribune.com/news/ct-gorilla-saves-boy-brookfield-zoo-aniverary-20160815-story.html（二〇一九年八

月二三日閲覧）
（3）Cibot, M., Krief, S., Philippon, J., Couchoud, P., Seguya, A., Pouydebat, E.（2016）. Feeding consequences of hand and foot disability in wild adult chimpanzees（*Pan troglodytes schweinfurthii*）. *International Journal of Primatology*, 37, 479–494.
（4）Harlow, H. F., Zimmermann, R. R.（1959）. Affectional responses in the infant monkey. *Science*, 130, 421–432.
（5）中道正之（一九九九）『ニホンザルの母と子』福村出版
（6）中道正之（二〇一九）『写真でつづるニホンザルの暮らしと心　岡山・神庭の滝の群れの六〇年』大阪大学出版会
（7）Nakamichi, M., Nobuhara, H., Nobuhara, T., Nakahashi, M., Nigi, H.（1997）. Birth rate and mortality rate of infants with congenital malformations of the limbs in the Awajishima free-ranging groups of Japanese monkeys（*Macaca fuscata*）. *American Journal of Primatology*, 42, 225–234.
（8）Nakamichi, M., Shizawa, Y.（2003）. Distribution of grooming among adult females in a large, free-ranging group of Japanese macaques. *International Journal of Primatology*, 24, 607–340.
（9）Struhsaker, T. T., Chapman, C. A., Pope, T. R., Marcus, J. R.（2011）. Healthy baboon with no upper jaw or nose: an extreme case of adaptability in the Kibale National Park, Ugand. *Primates*, 52, 15–18.
（10）Turner, S., Fedigan, J. M., Nobuhara, H., Nobuhara, T., Matthews, H. D., Nakamichi, M.（2008）. Monkeys with disabilities: prevalence and severity of congenital limb malformations in *Macaca fuscata* on Awaji Island. *Primates*, 49, 223–226.
（11）Turner, S., Fedigan, L. M., Matthews, H. D., Nakamichi, M.（2014）. Social consequences of disability in a

nonhuman primate. *Journal of Human Evolution*, 68, 47–57.

(12) Turner, S. E., Nakamichi, M., Nobuhara, T., Nobuhara, H., Reader, S. M. (2018). Disability and dominance rank in adult female and male Japanese macaques (*Macaca fusucata*). In U. Kalbitzr, K. M. Jack (Eds.), *Primate life histories, sex, roles, and adaptability* (pp. 135–155). Cham, Switzerland: Springer.

(13) Ueno, N., Yamada, K., Nakamichi, M. (2014). Maternal response to a 1-year-old male offspring with severe injury in a free-ranging group of Japanese macaques. *Primate Research*, 30, 157–162.

参考図書

・中道正之（二〇一九）『写真でつづるニホンザルの暮らしと心——岡山・神庭の滝の群れの60年』大阪大学出版会

ニホンザルの母ザルの子育てや子ザルの成長、おとなになっても続く娘と母の関係などを、三〇〇枚近いカラー写真と一緒に紹介した本。怪我をした子ザルやオトナのオスの様子も紹介してある。互いに進化の隣人であるサルとヒトでは行動と心が近いことを感じることができる。

・フランス・ドゥ・ヴァール（二〇〇五）（藤井留美訳）『あなたのなかのサル』早川書房

霊長類行動の世界的権威のひとりである著者が、動物園で暮らすゴリラが飼育場に落下して気絶した三歳の男の子を助けた事実を導入に、人間の持つ狂暴性と寛容性を大型類人猿のチンパンジーとボノボの特性に対比させながら、「人間らしさ」の本質をつづる。

・斎藤慈子・平石　界・久世濃子編（二〇一九）『正解は一つじゃない　子育てする動物たち』東京大学出版会

アリに魚のトゲウオ、ペンギンやハトの鳥類、そして、マウスにノラネコやイヌ、進化的にヒトに最も近い霊長類のニホンザル、オランウータン、ゴリラ、チンパンジーなどの子育てが、第一線で活躍中の研究者によってとてもわかりやすく魅力的に書かれている。ダウン症と思われるチンパンジーの子どもへの世話行動も紹介されている。

第2章　病と生きる
——病と生の哲学的分析

中山　康雄

1　はじめに

この章では、病と生についての関係を現代哲学の観点から考察したい。病に関する哲学的思索は、人間科学の諸分野の研究を包括的に捉える視点を提供できるだろう。特に私は、病を生きる人とその人の生を支えるまわりの人たちとの関係についても考えてみたい。このような考察は、生きることの意味を、個人の視点だけからではなく、その人が関わりを持つ人たちとの関係性の中で捉えることにつながるだろう。

病は、健康とともに、生物個体が持つ状態の一つである。ある生物個体が健康状態にあるとは、生命現象の継続に関してその個体が良好な状態にあるということである。逆に、生物個体が病気の状態にあるとは、生命現象の継続に関してその個体が危険な状態にあるということである。そして、現代では、病を持つ人の多くは医療や介護によって支えられて生きている。

人間は、基本的に、よく生きようとする。よく生きようとする中で、自分が生きる意味を模索する。それは、病を持つ人でも、健康な人でも、同様である。健康な人は、よりよい生を求めて自律的に行動できる。これに対し、病を持つ人は、医療や介護などの自分以外の者からの支えによってはじめて、よく生きることを模索する出発点に立つことができる。したがって、病を持つ人にとってのよく生きることの模索は、健康な人の模索とは違った形を持つ場合もある。この章では、哲学の観点から、病とともによく生きることを、生きることの一ケースとして記述したい。

2　よく生きるとはどういうことか

よく生きることとは、単に生き続けること以上のことを意味している。これは、哲学の議論だけではなく、生物学の議論でも通用する原理である。この節では、まず生物学的視点からよく生きることについて考え、次に哲学的視点からこの問題について考えることにしよう。

一般の生物個体の場合でも、個体は単に生き続けることを目的として常に行動しているわけではない。議論を簡単にするために、ここでは哺乳類に対象を絞って議論しよう。哺乳類の成体は、単に生き続ける以上のことを目指して行動する。その行動の中には、おいしいものを食べることや、性的行動を実践することや、子育てを行うことが含まれている。オスの成体の場合には、性的行動を成就させ自分の子孫を増やすために他の個体と競い合うという危険な行動に出ることがある。性的行動は、生物個体にとって、よりよく生きることを実現する一つのやり方だと言ってもよいだろう。またメスの成体は、子どものために自己犠牲的行動を行うことがある。これらの行動なくしては種の存続はありえず、性的活動と子育ては、種の存続のために極めて重要な役割をはたしている。このように、多くの動物種にとって、それぞれの個体がただ単に生き続けることが重要ではなく、性的活動や子育てを通してそれぞれが「よりよく生きる」ことを模索することが重要なのである。

よく生きることとは、古代ギリシャから哲学の重要なテーマの一つだった。哲学は、古代ギリシャにおいてタレス（紀元前六二四年頃—紀元前五四六年頃）などの自然哲学者の活動から始まった。そして、ソクラテス（紀元前四六九年頃—紀元前三九九年）の登場によって徳の問題が哲学に新たに加わった。こうして、ソクラテスが追求し、プラトン（紀元前四二七年—紀元前三四七年）やアリストテレス（紀元前三八四年—紀元前三二二年）に引き継がれた哲学的問いの一つに「よく生きること」の問題がある。

ところで、「よく生きる」と言ったときの「よく」という言葉は、さまざまに解釈可能である。そこには、「正しく」という倫理的な意味も、「意味のある」という実存的な意味も読み込むことができる。特に、病にある人にとっては、この「よく生きる」ことは「ともによく生きる」こととつながる。というのも、重篤な病におかされた人は、そもそも一人では生存すら継続できないからである。そのような人は、自分の生の継続のプロセスに他者を巻き込むことによってしか生き続けていけない。だから、病にある人がよく生きるためには、まわりの人たちを犠牲にすることなく、その人たちも自分を支えることによってよく生きることが実現できることが条件となってくるのである。

この章では、病を持つ人にとっては「よく生きる」ことが「ともによく生きる」という形を持つことを示したい。まず、不治の病の中でよく生きた三人の生涯を紹介しておきたい。

3　村山聖の場合

村山聖《さとし》（一九六九年―一九九八年）は、将棋界の「怪童丸」とも呼ばれた独特の風貌を持った棋士だったが、二九歳の若さでがんのために没した。将棋雑誌の編集者だった大崎義生は、村山の死の二年後、『聖の青春』というノンフィクション小説を出版し、村山の生涯に関する多くのエピソードを公にした。(5) ここでは、大崎の記述をもとに村山の一生をたどりながら、「病とともによく生きる」という問題を描写することにしよう。

村山は、三歳頃から病気がちだったが、五歳のときに広島市民病院で「ネフローゼ症候群」と診断され、緊急入院になる。これ以降村山は、入退院を繰り返す生活を一生続けることになる。ネフローゼ症候群というのは、尿に蛋白がたくさん出てしまうために、血液中の蛋白が減り（低蛋白血症）、その結果、むくみ（浮腫）が起こる疾患である。ネフローゼ症候群に対する決定的な治療法は現在まで知られておらず、高熱が発生したときには患者はそれがおさまるまで安静にしていなければならない。

村山が将棋を学んだのは、広島市民病院に再入院した六歳のときである。父の伸一が将棋盤を買って、気晴らしに村山と指したのが始めである。村山は、地元の小学校に入って一ヵ月後に、広島市民病院の広川学級という院内学級に転校することになる。この病院の中で、村山の将棋研究が始まる。母のトミ子に頼んで将棋の本を買ってもらい、一人で将棋の研究を続けていく。小学一年生が本格的将棋入門書に取り組み、誰の助けもなくそれを何度も読み返し将棋の指し方を身につけていくのである。しかし村山の病気はよくならず、小学二年生のときには、重病を抱えた子どもの施設である国立原療養学校に転校する。このとき村山は、症状が比較的軽い子どもたちのための病棟で生活するようになる。ここでも、村山は詰将棋の自発的訓練と本格的な将棋雑誌を用いた将棋研究を深めていく。小学三年生からアマチュアの強い相手と対局するようになり、一〇歳になった小学四年生のときには村山はアマ四段の認定を受けている。

そして、一一歳のときには〈中国こども名人戦〉で優勝している。

村山の強さは終盤にあり、これは将棋雑誌の独学での勉強と詰将棋の繰り返しの鍛錬から生まれたものである。そしてこのとき村山が目標としていたのは、いつかプロの棋士となり、将棋名人となることだった。村山は、いつまで自分が生きられるかわからないという思いを常に持っており、時間と戦っていた。そんな病気の村山が将棋に打ち込めたのは、両親の支えがあってのことである。父の伸一は、もっと強い相手と対戦したいという村山の願いをかなえるためにできるだけのことをした。病気の村山が自分の目標に向かってよく生きるためには、両親の協力が不可欠なものだったのである。

村山の将棋に対する姿勢は、子どもの頃から非常に厳しいものであり、この姿勢に関してはプロ棋士に負けていなかったと言っていいだろう。プロ棋士になるためには、まず、師匠を見つけて奨励会というものに入る必要がある。そして、村山が奨励会に入るのは一四歳のときである。そのときの師匠が大阪在住のプロ棋士森信雄《もりのぶお》（当時四段）である。将棋の天才とまわりから言われた子どもたちが奨励会に入ってくるが、彼らのうちの多くがプロ棋士になれずやめていく。奨励会には年齢制限がもうけられており、二六歳までに四段に昇段できない者は奨励会から去らねばならない。

そんな中、村山は一七歳ではやくも四段に昇段し、プロ棋士になることに成功している。このことが可能になったのは、村山が真剣に将棋に打ち込んだためだが、師匠の森のおかげでもある。というのも、村山が奨励会に入った後も病気が悪化して何度も入院しており、その間、親代わりになって村山の世話をしたのは森だからである。森はときに、入院中の村山の下着など も洗濯機で洗っていたという(5)（一二三頁）。このように森は、将棋の支援だけでなく、将棋も含めた村山の生活全体を支援し続けた。森は、村山の将棋に対する真剣な姿勢に自分以上のものを感じ、村山を人間として尊敬していた面もある。他方、将棋以外のことに関しては、村山はまったくの子どもだった。森は、そのような村山の人間性をすべて受け入れ、村山がよく生きることを全身全霊をかけて支援した。厳しい奨励会の時期を乗り越えてプロ棋士となり、安定した生活を手に入れた森にとって、さらに目指すべきものは、個人的には何もなくなっていた。放浪者のような生活をおくる友人も森には数人おり、森自身もあてもなく生きるノマド的生活者の一人だった。しかし、そのような森のことを村山は、「僕の師匠は親以上」だと友人に話していた(5)（二五六頁）。

村山は、幼くして病気になったことを悔やんではいなかった。村山は、このネフローゼという病気にかかり多くの時間を寝て過ごさなければならなかったからこそ、将棋に出会い、迫りくる死を予感したがために将棋に命がけで取り組んだのである。村山の破格な集中力は、このような死の覚悟から生まれたとも言えるだろう。村山は、大阪「腎炎・ネフローゼ児」を守る会の機関紙の一九九六年版に次のように書いている。

ネフローゼということを短所と思うよりも長所と思い、人と違った人生、変わったおもしろい人生が歩める位の気持ちが大切だと思います。私自身も修業時代、もし健康だったらと思う事はありましたが、ない物ねだりをしてもしかたがありません。もしも健康のままだったら健全な体を感謝する事なく生きていたし、身体障害者の事も遠い異国の人のように感じ、接する事なく終わっていたでしょう。

私にとってこの病気は体の一部になりました。もう何十年も走っていません。もう走る事はないでしょう。しかし力いっぱい走る体験より、もっともっとたくさんの体験をこの病気はくれたように思います。(5)（四一九-四二〇頁）

村山は、うそを嫌い、問題と直接に対決した。将棋は、真剣勝負ができる場であり、村山は命がけで将棋に打ち込んだ。村山はときに、絶対安静の医師の指示に反して、将棋の対局に向かった。村山は最終的にトップクラスの棋士となったが、タイトルを獲得することは一度もなかった。一歳年下の羽生善治は、名人のタイトルをとり、魅力ある女性と結婚し、子どもを持つという、村山が望んだものをすべて手に入れた棋士である。村山は、そんな羽生をねたむのではなく、純粋に尊敬し、羽生との対局には特に力を入れていた。村山は、プロ棋士として一〇年以上闘い、多くの友人もえた。村山は、病とともに生きたが、それを言い訳とせずに将棋に専念し続けた。そのようにして、村山はよく生きた。そして、師匠の森や村山の両親や村山の友人たちは、村山の生を支える中で村山とともによく生きたと言えるだろう。

4　ホーキングの場合

スティーヴン・ホーキング（一九四二年―二〇一八年）は、天才的な理論物理学者として知られるケンブリッジ大学の教授だった。しかし本人の記述によれば、幼い頃から天才的な能力を発揮していたわけではない。ホーキングは一七歳でオックスフォード大学に入学し、二〇歳で卒業し、直後に、宇宙論の研究をするためにケンブリッジ大学の大学院に入学している。そして、二一歳のときに二週間の検査入院の結果、筋委縮性側索硬化症（ＡＬＳ）と診断された。つまり、ホーキングは研究生活を本格的に開始する前に不治の病におかされていることを知ったのである。このときホーキングは、博士課程を終えるまで生きていられそうにないと思ったそうである[1]（五一頁）。それでもホーキングは、自分の不幸をなげくのではなく、ジェイン・ワイルドという女性と結婚する道を選んだ。そして、「私は死ななかった。それどころか、行く手に雲が垂れ込めてはいるものの、驚いたことに、人生が楽しくなった」（五二頁）と記している[1]。

ホーキングは、驚くほどに積極的な人間であり、悩むのではなく、絶望的な状況の中でもよりよく生きるための最善策を常に探していく。勉強の面白さを発見したのも、婚約中の頃だったと言う。「結婚するとなれば仕事に就かなくてはならず、そのためには博士課程を終えなくてはならない。そこで、生まれてはじめて勉強に精を出した。意外や、やってみると勉強は面白い[1]。」（五二頁）ホーキングは、特別研究員の資格に申請し、これが認められ、一九六五年に計画通りジェインと結婚し、二人の子どもが生まれる。しかしこの間に、ホーキングの病状も徐々に悪化していった。その後、ホーキングは研究助手となり、数々の重要な研究成果を発表していく。そして一九七九年には、ケンブリッジ大学のルーカス記念講座数学教授という由緒あるポストへと昇進する。またこの頃、三番目の子どもも生まれる。

　一九八五年にスイスの国際会議に出ていたホーキングは、肺炎を起こし、救急車で州立病院に運ばれ、人工呼吸器を装着される。病院の医師団はすでに生存の見込みはないとして、呼吸器をはずすという結論にいたった。しかし、妻のジェインがこれに強く反対し、傷病兵輸送機でホーキングはケンブリッジの病院に移されることになった。ここでホーキングは一命をとりとめるが、気管切開の手術を受けることになる。この手術のため、ホーキングの発声は不可能になった。こうして、口述筆記の可能性を絶たれたホーキングは、科学論文執筆も講義もできなくなる。このとき、この苦境を知ったコンピューター技術者ウォルト・ウォルラスは、「イコライザー」と「ワーズ・プラス」という二つのプログラムを提供した。イコライザーは、コンピューター画面のメニューから単語を選ぶためのプログラムである。そして、ワーズ・プラスは、眼鏡に組み込んだ超小型の検知器が頬の動きを読み取ってコンピューターに指示を出すプログラムである。この後、ホーキングの車椅子に小型のパソコンとシンセサイザーが接続され、論文執筆と講演が再び可能となった。しかししばらくして、ホーキングとの生活でうつ病気味となったジェインは、ホーキングと離婚し、他の男性と再婚した。そしてホーキングも、一九九五年に二人の子持ちの看護師エレイン・メイソンと再婚する。

ホーキングはその後、数回、死に瀕するが、咽頭切除手術や人工呼吸器の使用でこの危機を乗り越え、七六歳まで生き続けることができた。この間にホーキングは、『ホーキング、宇宙を語る』という一般向けの解説書を執筆し、世界で一千万部を超える部数を売る結果となった。[1]ホーキングは、自分の人生を振り返って、次のように記している。

二十一歳で筋委縮性側索硬化症が発症した時には、ひどく不公平に思った。どうしてこんな目に遭わなくてはならないのだろうか。人生、もはやこれまでで、多少は自負していた能力もついに発揮することのないままに終わるのか。だが、五十年を経た今では、これまでをふり返って静かな満足を覚えている。二度結婚して、目鼻立ちよく、実に優秀な三人の子供に恵まれた。私自身、科学者として成功した。[1]（一二二頁）

疾病はさして学究生活の妨げにはならなかった。むしろ、ある意味では得をしたように思う。学生相手に教室で講義をしたり、時間の浪費でしかない不毛な会議や委員会に出たりする義務を免れて研究

に専念できるのはありがたかった。[1]（一二二頁）

ホーキングは、若くして不治の病におかされながら、さまざまなことを実現し、よく生きることができた。そしてそれは、並外れて積極的な彼の態度とまわりの人々の支援があってはじめて実現したことである。ホーキングの活動を支えるさまざまな装置が開発され、ホーキングと一体化して一つの行為主体と呼べるようなシステムを作り上げることが、ホーキングがよく生きるためには必要だった（人と人工物から成るそのようなシステムのことを私は、「拡張された行為主体」と呼んでいる[4]（八八‐八九頁））。また、生命の危機の場面では、医師たちによる適切な医療的介入もホーキングの生存維持にとってはなくてはならないものだった。

5　正岡子規の場合

正岡子規《まさおかしき》（一八六七年―一九〇二年）は、本名を「正岡常規《つねのり》」という。子規は、俳句、短歌、評論などの幅広い文学活動で後の時代の人々に大きな影響を与えた明治時代を代表する文学者である。子規の幼少のときの名前は、升《のぼる》であり、そのため「ノボさん」とも周囲の人たちから呼ばれていた。子規は、江戸時代の末期（一八六七年・慶応三年）に松山藩士御馬廻加番正岡隼太《はやた》常尚の次男として生まれた。しかし、父は子規が五歳のときに亡くなり、子規が家督をついでいる。母は、八重《やえ》であり、三つ違いの妹は律《りつ》である。ところで「子規」というのは、ホトトギスの異称であり、啼いて血を吐くと言われる時鳥《ほととぎす》に自分を重ね合わせて、二二歳の喀血の後に用いられるようになった正岡常規の俳号である。子規は、進行する病の中で創作・評論活動を続け、短い間に近代俳句の基盤を築いた人である（本節での子規についての記述は主に、『子規百句』中の年表によっている[6]）。

子規は、一二歳で松山中学に入学するが、後に中退し、一六歳のときに東京の第一高等中学校予科に入学する。そして予科を二〇歳で卒業し、本科に進学する。またこの頃、夏目漱石（一八六七年―一九一六年）との交友が始まっている。子規は、二二歳で本科を卒業し、帝国大学文科大学哲学科に入学する。そしてこのときすでに子規は、結核を患っており、俳句も始めていた。二三歳で哲学科から国文科に転科、そして、一八九二年に二五歳で「日本」という日刊新聞を発行する日本新聞社に入社する。社長は陸羯南《くがかつなん》であり、初任給は一五円だった。この就職を機に、母と二度の離婚をへて母とともに暮らしていた妹の律を呼び寄せ、三人での生活を子規は東京で始める。翌年の一八九三年に月給は二〇円となり、二月からは新聞「日本」に俳句欄が設けられ、子規がこの担当となる。そして三月で、大学を正式に退学する。一八九八年に、月給はついに四〇円となる。これは、生活をするのに十分だと子規が考えていた金額だった。

二六歳のときに子規は、家族三人で東京の上根岸に転居し、ここが終生の住居となる。家賃は、六円五〇銭だった。この住居は、一九四五年に焼失したが一九五〇年に再建されて東京都文化史跡に指定され、現在では「子規庵」と呼ばれて一般公開されている。子規は、このせまい住居で句会や歌会を開催し、この住居は子規のもとに集まった文学者たちの活動拠点となった。そして子規の死後も、妹の律の援助で、子規庵において子規が始めた文学活動は継続していった。

子規は、日清戦争時に従軍記者として中国に一ヵ月間滞在した後、帰国の途中激しく喀血し、帰国直後に神戸病院に入院する。翌年の一八九六年には、二八歳でカリエスと診断され、身体の自由がきかなくなる。カリエスというのは、脊髄を含む骨組織への結核菌による侵食のことである。これ以降、子規の病状は悪化の一途をたどる。『病牀六尺』の中で子規は、自分の病状を次のように記している。

病牀六尺、これが我世界である。しかもこの六尺の病牀が余には広過ぎるのである。僅《わず》かに手を伸ばして畳に触れる事はあるが、蒲団《ふとん》の外へまで足を延ばして体をくつろぐ事も出来ない。甚《はなは》だしい時は極端の苦痛に苦しめられて五分も一寸も体の動けない事がある。苦痛、煩悶、号泣、麻痺剤《まひざい》、僅かに一条の活路を死路の内に求めて少しの安楽を貪《むさぼ》る果敢《はか》なさ、それでも生きて居ればいひたい事はいひたいもので、毎日見るものは新聞雑誌に限って居れど、それさへ読めないで苦しんで居る時も多いが、読めば腹の立つ事、癪《しゃく》にさはる事、たまには何となく嬉しくてために病苦を忘るるやうな事がないで

もない。年が年中、しかも六年の間世間も知らずに寝て居た病人の感じは先ずこんなもんですと前置きして(2)（七頁）

子規の文学活動は、友人たちや弟子たちを巻き込むものだった。また、子規のもとには文学に関心を持つ若者たちが集まり、子規とともに文学活動を展開していく。例えば、松山中学以来の友人である柳原極堂《やなぎはらきょくどう》（一八六七年—一九五七年）は、松山で俳誌『ほとゝぎす』を一八九七年に創刊する。子規もこの俳誌の選者の一人だった。翌年、子規の弟子の一人である高浜虚子《たかはまきょし》（一八七四年—一九五九年）がこの雑誌を受け継ぎ、東京で発行する。一九〇一年に雑誌名は、「ホトトギス」に改められ、現在まで発行され続けている。「ホトトギス」は後に総合文芸誌となり、夏目漱石や伊藤左千夫なども『吾輩は猫である』や『野菊の墓』などという小説をここで発表している。

新聞「日本」で子規は、いくつかの評論を連載するが、三三歳のとき『墨汁一滴』の連載を約半年間行う。さらに、翌年の五月五日から九月一七日まで『病牀六尺』の連載を行い、九月一九日に糸瓜《へちま》三句を記した後、子規は永眠する。このとき、三四歳一一カ月であった。

カリエスにおかされた子規を介護したのは、妹の律である。また子規は、病気の間も食欲旺盛であり、刺身やうなぎや果物を好んで食べた。特に柿は、子規の大好物だった。これに対し、母と妹は粗末な食生活をおくっていたと思われる。子規庵は、庭つきの狭い平屋だったが、ここにときに一〇人を超える人々が集まり、句会や歌会を開いた。子規は、弟子に対しても友人のように語り、家にくぎ付けの子規を友人たちが入れ代わり立ち代わり訪れていた。子規は、晩年痛みに苦しみながらもよく生きた。自分の病状さえも記述して、評論の一部とした。そして、子規の支援者たちも子規とともによく生きた。子規の死後、妹の律は、教員となったり裁縫教室を開いたりして子規庵と子規の遺品を守り、財団法人子規庵保存会の初代理事長になっている。また、弟子の高浜虚子と河東碧梧桐《かわひがしへきごとう》（一八七三年—一九三六年）は俳句の活動を継続して行い、子規が始めた活動を発展させていった。そして、子規が始めた根岸短歌会は後に、短歌結社『アララギ』へと発展し、斎藤茂吉《もきち》などの優れた歌人を生み出していった。

6　ケアする人としてよく生きること

ケアの問題は、ケアされる人とケアする人とがともによく生きるという問題を含んでいる。そして、アメリカの哲学者ミルトン・メイヤロフのケア論も、同様の考えを描いている。メイヤロフは、ケアする人がケアされる人と一体になっていると感じることを示唆している。

私と補充関係にある対象（appropriate others）と自分自身の関係は、椅子とテーブルの関係のように外面的なものではない。それどころか、私はそれを拡張した自己であると身に感じとり、その成長と同一化するのである。だからといって、その関係は寄生的なものではない。私とその対象をともに肯定するという意味で、その対象は自分の一部なのである。(3)（一二五頁）

メイヤロフのケア論では、主に教育のことが想定されているが、彼が語るケアされる人との同一化は、ケアする人によく現れるものである。

この章で私たちは、村山聖、ホーキング、子規の三つの事例を扱ったが、彼らは病におかされ、ケアされる人であった。そして、彼らはみごとに自己実現を達成し、その意味で、よく生きた。そして、彼らのまわりには必ず、彼らのめんどうを見、彼らが生きることを支えた人々がいた。これらのケアする人たちは、ケアされる人がよく生きることで自らもよく生きることができた。彼らは、ケアされる人たちの生に部分的に参加し、支えとなった。

村山聖を支えた森信雄の生は、村山が立派な棋士に成長することで報われた。ホーキングを支えたジェイン・ワイルドの生には、ホーキングの学問上の成功とホーキングの三人の子どもを養育することで意味が与えられた。子規を支えた正岡律の生は、子規を介護し、子規が始めた文学活動を子規の死後も支えることで充実したものとなった。本章で扱った三人は、いずれも、病にある自分を受け入れたうえで、意味ある文化活動を展開した。そして彼らは、病の中で濃密にまわりの人々と関わり、病とともによく生きたのだった。

7　病とともによく生きること

よく生きるとは何なのか？　本章で扱った例を見るなら、よく生きる人は必ずしも徳のある人ではないことがわかる。彼ら三人はむしろ、ときにわがままなふるまいをする人だった。しかし彼らは、生きることに対し真剣だった。また彼らは、人生の明確な目標を持っており、この目標の実現のために人並外れた努力をはらうとともに、自分の目標達成のためにまわりの人々も巻き込んでいった。そしてこの目標達成は、当事者の願いであるとともに、公的価値を持つものだった。このときまわりの人々は、喜んで、これら病にある人たちを支援し、この目標達成に部分的に参加することになった。これら三人はいずれも、歴史に影響を与える文化的価値を生み出した。彼らは、倫理的意味よりも、この価値の創造という意味で、「よく生きた人」と呼ぶことができるのではないだろうか。そして、この価値の創出に関しては、彼らが背負わなければならなかった不治の病は、まわりの人たちの支援のおかげで、障害とはならなかった。だから、彼らがそのように価値の創出に成功したのも、彼らの生を支える人たちがまわりにいたからだったと言える。彼らは、彼らの生を支えるまわりの人たちとともによく生きたのである。

引用文献

（1）ホーキング・S（二〇一四）．（池央耿訳、佐藤勝彦監修）『ホーキング、自らを語る』あすなろ書房
（2）正岡子規（一九二七）．『病牀六尺』岩波文庫
（3）メイヤロフ・M（一九八七）．（田村誠訳）『ケアの本質――生きることの意味』ゆみる出版
（4）中山 康雄（二〇一六）．『パラダイム論を超えて――科学技術進化論の構築』勁草書房
（5）大崎 義生（二〇一五）．『聖《さとし》の青春』角川文庫
（6）坪内稔典・小西昭夫（編）（二〇〇四）．『子規百句』創風出版

参考図書

・アリストテレス（一九七一）（高田三郎訳）『ニコマコス倫理学』岩波文庫

「よく生きる」ことを探究する書物である。人間の行動の最終目的は幸福にあると確認した後に、幸福とは何かを問うていく。そして、人間的な卓越性を備えている人がよい人間であると結論づけられる。全体の議論には、目的論的調和が前提にされている。

・ミルトン・メイヤロフ（一九八七）（田村誠訳）『ケアの本質——生きることの意味』ゆみる出版

ケアの倫理学で重視されている文献である。ケアすることに実存的充足を見るところに、本書の特徴がある。ケアの問題を、主に、ケアする人の視点から描いた書物である。ケアする人がケアされる人の生と一体化するところに、ケアの本質を見ている。

・和辻哲郎（二〇〇七）『倫理学』岩波書店

倫理学を、独立した個人の行為の問題ではなく、集団に属する人の行為の問題と把握したところに特徴がある。「人間」という言葉の意味の解釈から分析するという解釈学的手法をとっている。しかし、国家の位置づけなどに関して問題も含まれている。

第3章　病むことの多様性と治ることの斉一性

池田　光穂

病気はひとつの状態だ。健康はまた別の、もっとひどい状態にすぎない。つまりもっと卑怯でもっと卑小な、という意味だ。成長しなかった病人などいようか。私がかかった何人かの医者みたいに、病人になるのが嫌さに、ある日裏切ったりしたことのない健康な者がいるだろうか。——アントナン・アルトー「病人たちと医者たち（一部）[1]」

本章は、人間科学という研究課題に対して、社会的存在としての人間が被る病気とそこからの本復すなわち健康への復帰と、その繰り返される往還のプロセスに関する考察である。健康心理学、保健行動科学、医療社会学および医療人類学という分野が、本章で扱うテーマと交錯するだろう。

1　病いと疾病

さて医療人類学の教科書[3]には、ふつうの人たちが理解し、感じている病気の概念や経験を「病い・やまい」(illness) とよび、医療の専門家——とくに医師ないしは彼／彼女らが依拠する生物医学 (biomedicine)——が定義する病者への診断のことを「疾病・しっぺい」(disease) と呼ぶと書いてある。このように病気 (sickness) に関する全体的な経験を、病いと疾病 (時に疾患と訳すこともある) に分けることは、とりわけ、医療の専門家にとっては、病人やその家族の経験や理解について配慮させる意味で、きわめて重要な指摘である。

このような二分法は、医学哲学者 (現在は生命倫理学者) であるH・トリストラム・エンゲルハート，Jr.[2] が、医療を説明モデル (Explanatory models) という解釈図式で説明しようとしたときに論理的に引き出されるものとして始まった。しかし、この二分法分類が医療人類学的・民族誌的理解に貢献できることを実証したのはクラインマン[5]の功績である。さらに、クラインマン[5]は、クリニカル・リアリティというある種の現象学的な概念を編み出して、病者とその家族が形成する意味世界の (臨床家や人類学者に対して) 理解の重要性をさまざまな角度から検証した。クリニカル・リアリティとは、臨床家が感じる真実性 (リアリティ) と患者が感じる真実性を異なるものとして、両者がともに感じている (つまり互いにシェアしている) 部分的な真実としての真実性を表現した、現象学的なものである。

ただし、このような二分法には、病いと疾病は、はたして相互に排除するものか、すなわち、あれかこれかというジレンマを抱えることになった。もっとも我々は、実際にはもっとプラグマティックで、実際にはあれかこれかで悩むことはない。ここで言うプラグラマティック（プラグマティズム）とは、現時点でみんなが合意できている説明や行為を最優先させて、新たな問題があった時にはそのつど修正をして対処していこうという思想的態度のことである。そのような極めて明確な形でジレンマの克服を試みたのがアラン・ヤング[9]である。

ヤングは人間が経験する病気経験の総体を病気（sickness）と名付け、そこに、**病い**（本書第七章では「病」と表記され共に「やまい」と呼ぶ）と**疾病（しっぺい）**の二つのバンドのような領域があると仮定した。また、それぞれの領域（＝経験の幅）に対応する技法をそれぞれ、病いに対処する「癒し」（healing）と疾病に対処する「治療」（curing）と名付けている（第七章「病のイメージ」を参照）。ヤングの図式では、病いと疾病は、病気という長い領域をもつバンド（光学の隠喩で表現するとスペクトルの領域）で、病いと疾病はカバーする領域に重複があるが、相互に共有しない部分があることを指摘し、それぞれ、病いではあるが「対応する疾病の領域がないもの」（no disease counterpart）、疾病ではあるが「対応する病いの領域がないもの」（no illness counterpart）と呼んでいる（図3−1）。この図は、ヤングが、病いの「構成要素」と疾病の「構成要素」を比較して、それらにいわゆるウィトゲンシュタインの言う「家族的類似性[8]」があることを意識しながら書いたのではないかと思われる。家族的類似性とは、例えばキョウダイどうしで似てい

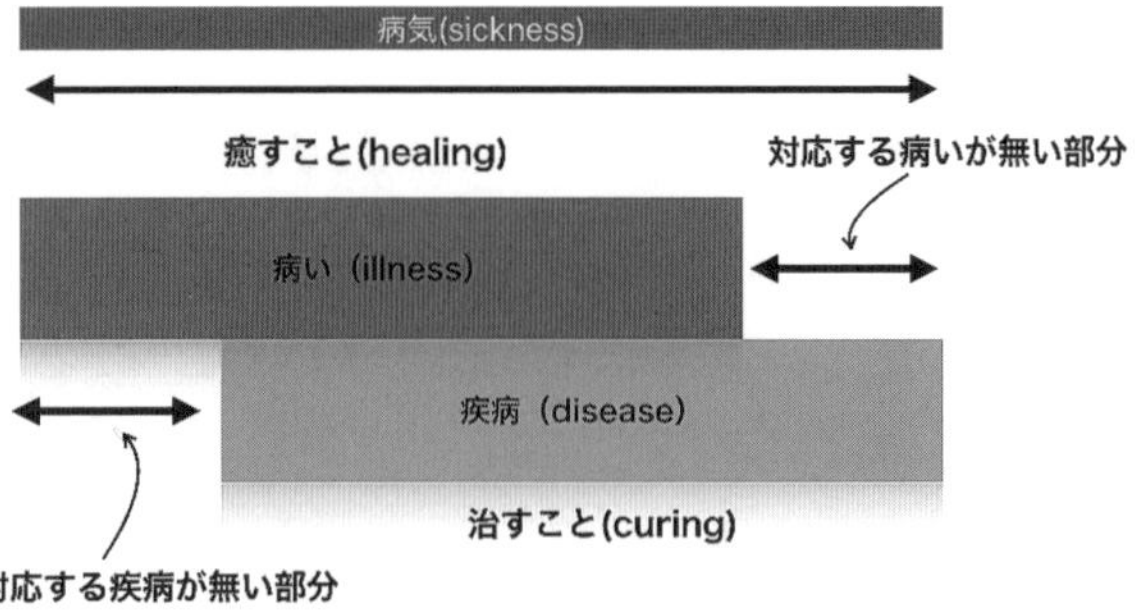

図3-1　病いと疾病へのアプローチ
（文献（9）を池田が翻訳）

る場合でも、年長者は母の鼻と口元が、年少者は父の目元が、それぞれ似ている場合、この家族の四者の間にはそれぞれ部分的な類似性の共存を認めていることをさす。事物が相互に似ているということは、それぞれ要素にわけて分析してみると、数量的な尺度を使わずとも主張できるということをウィトゲンシュタインは明らかにした。病いと疾病の類似性と相違点もそのように分析することができる。

このような対比がありながら、クラインマン[5]もヤング[9]も、人類学の研究対象は病いにあることを信じていることは間違いがない。なぜなら当時の医療人類学の関心は、（伝統医学や非正統医学などの総称である）民族医学に焦点化した病者の行動や理解や解釈の問題を重視していたからである。そこで焦点化されるのは同時に、患者やその家族にみられるアイデンティティの問題や苦悩理解における人類学の可能性についてでもあった。

病いは病気の民俗的概念であり、人々の生活世界を映し出すものであり、生物医学的な疾病とは区別されるという概念的整理がなされてきた。しかしながら、疾患を取り扱う医療者・保健従事者の文化社会的研究から、疾患概念においても時代や社会的価値観が投影されたものであるという指摘がなされており、久しく病いと疾病を対立的に描くことの限界については多くの研究者が気づいていた。また、文化主義にもとづく素朴な病いに焦点を当てる研究アプローチも、社会生活そのものの医療化現象のために、疾病のことを考慮するようになってきていた。文化主義にもとづく病い研究とは、患者の病気の訴えは患者が属する文化によって説明されるので、文化を共有しない人々（この場合は素人の患者と専門家の医師たち）の間には「お互いに病気の経験など分かりっこない」という主観的な経験から説明する立場である。

もちろん、このような認識論的区分は、用語法にまつわる政治的問題（具体的には治療の権限は医師が担っているので患者はそれに従わざるをえないこと）が浮上してきたため、早くからその限界性が指摘されていた。しかし治療の権限は医師が握っていようが、患者には投薬を守らないとか医師の助言を聞かないで不摂生な生活を続けるなどの「抵抗」はいくらでも可能なので、ここでいう病いと疾病の認識論区分（つまり患者と医師が、それぞれ直面している病気をどのように考えるのか）は病い／疾病の存在様式にかかわる問題のために、それらの現実的な政治性とは何ら関係がない。ここでいう政治性とは、治療をする、治療に従う、言うことを聞く、決まりを守る、相手の要求に応えるなどが、「〜に従わねばならない」という権力に依存する行為であることをさしている。

人々の多様な苦悩経験を表現する方法として、病＝気（dis-ease）という表記法がある。これには決定的な提唱者はおらず一九九〇年代から、医学哲学を論じる人たちの間で表現されるようになってきた。つまり病＝気とは、医療人類学における病い／疾病の二分法的な理解を批判し、生物医学的な診断である疾病においてもなお、社会的な苦悩のもとにあることを示唆する言葉遊び、ないしは言語学的分解に由来する、病気表現のオルターナティブな概念である。病＝気（dis-ease）とは、「容易ならざる状態」のことであり、病者の存在様式全体を指し示す用語である。人は病＝気になるのであり、病＝気は、病（やまい）と疾患に分けられるものでもない。

2　癒しの過程：エンパチョを事例にして

アーサー・クラインマン『文化の文脈における患者と治療者』[5]は五つの要素からなる病気と治療についての理論と行動のセットを「説明モデル」（explanatory model）と名付けている。人々が病気になった時に、どのように考え、どのように対処するのかついて、人々が考え行動する病気対処行動の形式的描写のことである。すなわち、（一）どうしてその病気になったか（病的状態の原因）。（二）いつ病気になり、どんな様子か（症状発現の時期と様式）。（三）その人の体でその病気はどのようなことを起こしているか（引き起こされた病態生理学的な諸過程）。（四）その病気はどのような経過をたどり、どれくらいの重さなのか（病気の自然史と重症度）。（五）その病気にどんな対処を行ったか（病的状態に適した治療方法）、である。

病気の発生を、不幸をも含めた災い一般とそれを説明する際の文化的に決定された論理とみると、それは「災因論」[6]として捉えることができる。災いの原因の結果を結ぶ説明は、治療者と患者がもつそれぞれの固有の経験や歴史的経緯により多様性をもつが、他方で文化的にいくつかの類型化された説明体系と治療のシステムというものがみられる。したがって災因論は、当該社会における不幸の原因と結果を秩序づけて説明する際の文化的図式の描き方の技法でもある。この社会的な分析格子を通して、それぞれの社会で不幸が偶発的な条件に左右され一定の多様性を確保しながらも、部外者に対して説明可能な論理として抽出することができるからである。

以下における「病気の民族誌」記述において、中米の農民の民俗的病い（＝消化不良を特徴とする症状）であるエンパチョについて、筆者の『実践の医療人類学』[4]から引いて、彼らの疾患モデルが具体的にどのように解説されるかみてみよう。

ここからはより具体的に一つの事例を追求しながら、この下痢をめぐる民俗的病因論や治療のプロセスについて考えてみたい。

エンパチョは便秘、下痢、食欲不振などの広範な消化管症状を伴う「民俗的な病い」である。民俗的な病い（folk illness）とは、呪術や呪いによる病気など、おもに伝統的な社会にのみ存在する病気で、一般に近代西洋医療では定義できないような病気（病い）のことをさす。しかしながら、エンパチョにかかることは、必ずしも下痢になることを意味しない。以下に述べる事例は、ホンジュラス共和国コパン県ドローレス村の青年アントニオ（仮名）が語ってくれた下痢を伴わないエンパチョの病像の経過である。なお事例は一九八六年二月一〇日より一六日までの一週間の出来事である。(4)

二月一〇日「昼食を食べたとき、調子良く食べることができなかった」。

二月一一日「朝食も、昼食もたべなかった。夕食だけとった」。

二月一二日「朝早く（七時頃）、オルガという女性に食用油脂を使ってマッサージを（一五分ほどしてもらった。しかし（腹の調子は）よくならなかった。少しは楽になったけど。シグアパテ（薬草名）のオルチャタ（素材をペースト状にし水と粗糖を加えた飲料）とサル・アンドリュー（水に溶かす発泡清涼剤：商標）を飲んだ。その後で、スルファビスムート（消化剤：商標）を二包ほど飲んだ。その後で、朝食を取り、昼食と夕食は、ふつうに食べた」。

二月一三日「前の夜は、ずっと［腹の］痛みがあって調子が悪かった。だから、オルガのところに戻った［＝同じマッサージを受けた］。いつも痛み、腹の痛みがする。一〇日に、一日中辛抱して昼間は空腹を我慢し、逆に夕食をたくさん食べたのがエンパチョの原因だ」。

二月一四日「痛みで一日中横になっていた」。

二月一五日　彼はサンタ・ロサ（都市）に出て、私立診療所の医師のところに行った。そこで肩の痛みを彼に訴えたという（前日の痛みが腹部のものか、肩のものか、あるいはその両方かは正確には不明である）。医師には「肺に障害を受けている」と言われた。しかしエンパチョのことは、医師には聞かなかった。「医師はエンパチョのことは何も知らない」からである。またエンパチョの痛みもその時には、消えてしまったという。

人がエンパチョになったとき、それはどのように判断されるのであろうか。エンパチョの診断は一連の腹部の異常、すなわち腹痛や下痢などから判断される。しかしすべての下痢や腹痛がエンパチョに結びつくわけではない。すでに述べたように多様な下痢を構成する原因のひとつにすぎない。では腹痛（dolor de estómago）はどうだろう。別の患者は腹痛を原因に応じて次の六つの原因に分けて説明する。（一）アイレ（aire）——民俗的な病いで差し込むような「痛み／疝痛」をさす、（二）ロンブリセス（回虫・寄生虫）、（三）パスモ——民俗的な病いで筋肉痛のような鈍痛を主症状とする、（四）消化不良（indigestión）、（五）ここで解説したエンパチョ、（六）「赤痢」である。このように先にあげた出産介助者のような専門の治療者のみならず、ふつうの農民においても、下痢や腹痛についてはさまざまな角度から、独自の解釈を加えて説明することができる。

例えば、痛みを意味するアイレは次のように説明できる。それはスペイン語における空気や雰囲気という意味ではなく、身体の特定部分の疝痛を表現する言葉である。この場合は、「アイレが身体に入った（Se metió aire）」という表現や、「アイレがお腹に邪魔をしている（Aire está molestando［el］estómago）」と表現される。これらが結果的にどのような感覚を引き起こすのかとの質問に対して、「腹が痛くなる」、「腹に（ボールのような）塊を感じる（Se siente una pelota en estómago）」あるいは「食欲がない」という返答がある。この種のアイレによる腹痛には、下剤が処されることがあり、これは後述するエンパチョの処方に類似している[4]。

3　人は多様に病み、単純に治癒する

〈病む〉ことや〈治る〉ことを学問的に厳密に定義することは容易ではない。まず病むことや治ることの具体的な諸相は、人間の個別な出来事であり、それを一般的な用語でとりまとめることは困難だからである。この〈病む〉ことの個別性や多様性は経験的事実から傍証することができる。一九八〇年代中頃の中央アメリカ・ホンジュラス西部のメスティソ農民における病気の語彙について調査していた時に、筆者は単純な事実を発見した。つまり、病気に関する語

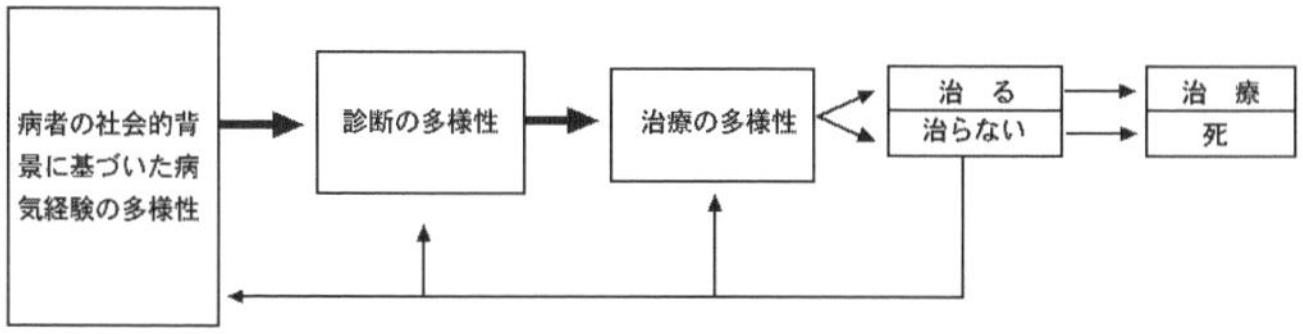

<table>
<tr><td>病人役割論・多元的医療行動</td><td>多元的医療体系</td><td>現象論</td><td>象徴論・解釈論</td></tr>
<tr><td colspan="2">医療的多元論</td><td colspan="2">病気の意味論研究</td></tr>
<tr><td colspan="4">説明モデル・災因論</td></tr>
</table>

図3-2a　時系列に応じた病気の経験・診断・治療の多様性の縮減のようす（上部）
図3-2b　病気の経験・診断・治療の多様性の縮減に応じた研究領域分野（下部）

彙は、治療や治癒に関する語彙よりも多様で豊かであるということだ(4)。これは、一方では病気の具体的な成り立ちが予期も原因も不明瞭であり当てずっぽうも含めて多様で曖昧なところから出発することに起因するからであろう。そして、治療においては、病気の成り立ちについて文化的説明が行われる際にはいくつかのパターンに収斂されるようであり、その中から限定的な選択を通して、最終的に病気が治るときには、その結果は〈治る〉と〈治らない〉の判別レベルまで縮減されることにも起因する（図3-2）。人間は多様に病み、そして一様に治癒する。このことは、全世界の開発途上地域における保健政策において、しばしば中央政府が健康的な生活のために声高に主張する具体的な対策——消毒や衛生——がなかなか普及成功しない歴史的事実とも関連している(4)。なぜなら、人間が多様に病むことを無視し、選択肢を与えな

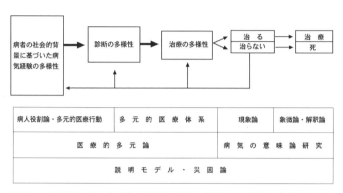

い近代医療で施術しようとしたからである。

　病気の脅威に直面する人間集団が、さまざま治療手段を発達させてきたことは論を待たない。伝統医療や民族医療と呼ばれることもあるこれらの治療手段は、単純な経験的知識の積み重ねだけではなく、しばしば、現地の社会関係や象徴的な宇宙観や身体観の反映でもある。したがって〈病む〉ことも〈治る〉ことも社会構造やそれに関連した文化と深く関係する。また、治療には流行り廃りがあることから、〈病む〉ことも〈治る〉ことも、同じ社会においても長期に変化することも明らかである。

　〈病む〉ことと〈治る〉ことについて近代医療の用語で説明すれば、前者は疾病の罹患あるいは症状の発生であり、後者は治癒あるいは緩解――症状が改善されたり一時的に治っている状態――のことをさす。伝統的な治療師と同様、近代医療の医師も、患者やその家族が〈病んでいる〉とか〈治った〉と主張することと、医学的に発病あるいは治癒したと判断することは区別して考える。つまり自覚症状と他覚症状は区別して考えられている。したがって患者の側の主観的判断と（伝統的および近代的を問わず）治療者の判断が相反することがある。近代医療においては、原則的に医師の治癒の判断は客観的で正しいものとされ、患者や家族の判断はそれほど尊重されない。しかし、近代医療に比べて非西洋医療では後者（＝患者や家族）はより重視される傾向がある。本章第一節で述べた政治性が、近代医療では医師のほうに、非西洋医療では患者や家族の側にある。それは、近代医療が科学的効果性の成功を収め、患者や家族のほうはそれに従う傾向があること、また、日本では国民皆保険制度の中で、制度的な医療にかかることのほうがより安価で効果的であると患者や家族のほうが信じているからである。

人が多様に〈病むこと〉から始まり、〈治る／治らない〉という判別に終わる病気の挿話（illness episode）は、経験的事実に即して具体的に追跡することができる。多くの社会において、病気と治療の挿話には、その文化が規定する因果的連関にもとづいた時系列的変化に応じて、共通する特徴が見られる。図3-2a（上部）を見ていただきたい。

人間の病気経験は多様だ。にもかかわらず診断は限られた知識のなかで行われ、病名が判断され、自分は〜という病気（苦悩）をもつという意識を人がもちはじめると、患者ないしはその家族は、その病気を治すことに専念する。あるいは、その病気に対応する薬や施術を探す。

その結果、その薬や施術が効いたか効かなかったのかという、二者択一の判断に人々の関心は移行する。治ることの延長上にあるのは、それにより不幸なことにならなかったということであり、あるいは死ぬことはないものの、その病気（患い）を抱えて生きることになる。他方、治らないという帰結の典型は「死」である。また症状が固定してしまい、前の身体や精神の状態に戻らないときに、それは障害・障碍・障がい・しょうがいである、ないしは「寛解（かんかい）」と言われる。後者は、がんや精神病などで言われてきた表現で、元通りに治るという概念がなく、状態が一時的に軽減ないしは消失している状態のことをいう。

そして医療人類学や医療社会学、あるいは保健医療行動科学などの分野では、さまざまな人間の病気行動や意味論について研究下位領域を作ってきた。図3-2b（下部）をみてほしい。病気に罹った最初の段階では、病人役割や多元的医療行動（＝予防行動を含め人間は病気を感じた時に各人は個別の行動方針をもっており西洋近代医療を受け入れた社会でも多様な健康追求行動（health seeking behavior）をおこなう）という観点から研究されている。また、診断のプロセスや治療への試みの中での仮定法的な試行錯誤（トライアル&エラー）の繰り返しのプロセスは、多元的医療体系という研究アプローチが適切であることが、図3-2b（下部）の部分の説明で主張されている。ここで言う、多元的医療体系とは、アジア・アフリカのみならず西洋でも今日ではさまざまな民俗医療あるいは民間医療さらには代替医療が登場しており人間の社会における治療のための社会資源、すなわち医療というのは多様で多元的であるという主張で、ときに医療多元論とも言われる。また、治る／治らないことであるとか、治療や死などでは、その文化が持つ固有の哲学や思弁についての議論がなされる。人は多様に病み、単純に治癒するプロセスの中にも、それぞれの位相の中での研究アプローチがあることになる。

冒頭のエピグラムのアントナン・アルトー[1]による病気への礼賛表現は、今日の健康中心主義（ヘルシズム）思潮からみて異様なものだが、病気が多様な顔を持つのに健康の姿はあまりにも平板で単純すぎるという、筆者の主張の形を代えた表現と言えなくもない。ニーチェ[7]が言う、人間には「数かぎりない肉体の健康がある」との主張にも今日の世界保健機関の定義する健康とはそぐわないところがあるだろう。今日の世界でコンセンサスの得られている健康とは、極めて標準的で平板なものであることは確かなのだ。

以上のことをまとめると、「人は多様に病み（＝病むことの多様性）、そして単純な形で治る／あるいは不幸な帰結のどちらか（＝治ることの斉一性）に終わる」ということが言える（図3-2）。

引用文献

（1）アルトー・A（二〇〇七）．（鈴木創士監訳）『アルトー後期集成3』河出書房新社

（2）Engelhardt, H. T.（1974）. Explanatory models in medicine. *Texas Rep. Biol. Med.* 32, 225–239.

（3）ヘルマン・S（二〇一八）．（辻内琢也監訳）『医療人類学』金剛出版

（4）池田光穂（二〇〇一）．『実践の医療人類学』世界思想社

（5）Kleinman, A.（1980）. *Patients and healers in the context of culture.* Berkeley: University of California Press.

（6）長島信弘（一九八七）．『死と病いの民族誌』岩波書店

（7）ニーチェ・F（一九六二）．（信太正三訳）『悦ばしき知識』理想社

（8）ウィトゲンシュタイン・L（一九七六）．（藤本隆志訳）『哲学探究』（ウィトゲンシュタイン全集8）、大修館書店

（9）Young, A.（1982）. The anthropology of illness and sickness. *Annual Review of Anthropology*, 11: 257–285.

参考図書

・ヘルマン・S（二〇一八）（辻内琢也監訳）『医療人類学』金剛出版

近年、日本語で手に入る最大の医療人類学の教科書。エンサイクロペディアと言ってもよい。ただし臨床家でもあった原著者はすでに鬼籍に入り臨床応用という点では示唆に富むが、文化理論という観点からみると物足りなさが残る。

・池田光穂（二〇〇一）『実践の医療人類学』世界思想社

応用医療人類学あるいは開発医療人類学の批判的観点から書かれた医療民族誌である。その対象は一九八〇年代中頃の中米のメスティソ農民である。民族誌記述の古典的スタイルをとり、フィールドの紹介、基本的な健康状態、外からの公衆衛生プロジェクトの導入、人々の健康と病気に対する考え方の変化、そしてグローバルな文脈で何が起こっているのかを考える。手前味噌だが良書である。

・池田光穂（二〇一〇）『看護人類学入門』文化書房博文社

看護人類学と銘打つが医療人類学の読み物的な教科書である。事例が豊富で平易に書かれてある。手前味噌だが良書である。

第2部

治療と癒し

第4章「病」とコミュニティ
――超高齢社会を支える包括ケアという新たな挑戦

斉藤　弥生

1　はじめに――命と生活を守る「協同相助」という知

産業革命以降の社会において、「病」と貧困の問題は、どの国でも深刻な課題であった。賀川豊彦（一八八八年-一九六〇年）の小説『乳と蜜の流るゝ郷』（一九三五年）の舞台は、東北の磐梯山のふもとで貧困に苦しむ寒村。その村の小作人の家に生まれた、物語の主人公、田中東助は、口減らしのために実家を追われる(5)。

昭和初期の農村は想像を絶する貧しさであった。東助の家では山のユリ根やイナゴで飢えをしのいでいた。東助の妻となる芸者の春駒《はるこま》は、親にお金を残すために置屋に身を売った農村生まれの孝行娘であった。東助は東京の江東消費組合で販売の仕事を見つけるが、働きすぎが原因で体調を崩し、東京医療組合の中野病院に入院する。田舎では医者にもかかれず、たった一枚の布団にくるまって何年も寝たきりである母親のことを思えば、それは夢のような経験であった。「農村の貧乏の最大原因である病気を救うくふうが、医療利用組合によってできることを眼前に見せつけられたので、なんだか新しい天地にはいっていくようだった[5]」と東助は感じた。東助はやがて村に帰り、協同組合（当時、産業組合）をつくり、病院を設立する。社会事業の性質を持つ協同組合をつくれば東北は救える、と東助は考える。

ここで登場する江東消費組合は一九二七年に、東京医療組合は一九三二年に設立された協同組合で、賀川自身もリーダーとしてその設立に関わった。これらの協同組合は貧しい人たちの医療と生活支援に尽力した。主人公の東助は賀川豊彦自身にもみえる。賀川豊彦は「生活協同組合コープこうべ」の創始者であり、日本の協同組合の父とも呼ばれる（詳細は参考図書）。

『乳と蜜の流るゝ郷』は一九三四（昭和九）年から一九三五（昭和一〇）年の二年間にわたり、農家向けの雑誌『家の光』に連載され、その発行部数は五三万部から、連載終了時には一一七万部に倍増するほどの大ヒット作となった。多くの農家の人たちが賀川の小説に共感した証である。小説のタイトル『乳と蜜の流るゝ郷』は、旧約聖書に出てくる表現で、エジプトに囚われていたユダヤ人に神が約束した楽園、理想郷を意味する[5]。多くの読者が、主人公の東助と一緒に、この理想郷を夢みたのである。

今日、日本で医療や介護を提供する協同組合の代表的な組織グループに、ＪＡ（農業協同組合）

グループの全国厚生農業協同組合連合会（以下、厚生連）と日本医療保健生活協同組合連合会[7]（以下、医療生協）がある。この二つのグループで、日本全国の病床の約五％、介護サービス事業の約三％を担っている。医療や介護の協同組合は病院や診療所、介護サービス事業所などを通じて医療や介護を提供し、健康づくりの活動をしている。その活動は地域限定となるため、近くに住む人には馴染みでも、それ以外の人は知らないことも多い[2]。例えば、秋田県、長野県、愛知県では周知の厚生連病院であっても、東京や大阪では知られていないことがある。

日本の協同組合による医療や介護サービスは、その供給量は多くないものの、超高齢社会の中、それらが生み出す社会的価値を世界が注目している。医師などの専門職と利用者である地域住民が、対等に一人一票で組織される団体[2]は他国に例がないからである。市民社会研究の第一人者ヴィクトール・ペストフ（スウェーデン／エーシュタ・シュンダール・ブレッケ大学客員教授／元大阪大学招へい教授）は一九九八年に在外研究で金沢大学に滞在した時に、東北地方で医療生協に出会い、また東日本大震災後の二〇一三年にJA長野厚生連佐久総合病院（長野県佐久市、以下、佐久病院）（詳細は第四節）に出会った。ペストフが見た日本の協同組合医療は、（一）健診活動を通じて住民が主体となっている、（二）住民が健康管理の知識を得て能力を高めている、（三）そのことで専門職との間に生じる情報の非対称性（医師と患者の間にみる知識や情報の圧倒的な不均衡）を崩している、（四）組織の民主的な運営が利用者や患者の活力化につながっていて、現代医療が抱える課題を克服していた[12]。

高齢社会の医療と介護は、多くの先進国が抱える共通の課題である。特に、日本は世界の中でも突出した高齢社会であり、持続可能な医療制度と介護システムの構築が急がれる。日本国内ではあまり知られず、しかし世界が注目する医療と介護の協同組合の働きと構造から、本章では「病」とコミュニティを議論する。

2 協同組合医療介護のルーツとその精神

(1) 日本で初めての協同組合医療

日本で最初の協同組合医療は、一九一九年島根県鹿足《かのあし》郡青原村（現・島根県津和野町青原）で始まった。青原はJR山口線の益田駅から津和野駅の間にある小さな山村である。青原村信用販売購買利用組合（以下、青原組合）は組合員数二五六人（当時）で、青原村（人口一三〇〇人）一円を活動区域としていた[10]。当時の農民は高利貸しから借金をしても返せずに、農地を取られ、ますます貧困に陥るという構図にあった。そのような中、協同組合（当時、産業組合）は、低利子で資金融資を行い、重要な役割を果たした。

組合長の大庭《おおば》政世《まさよ》（一八八二年－一九三九年）は、一九一九（大正八）年に青原組合を単営の信用組合から、購買、販売、利用の各種事業を総合的に行う組織に拡大した[10]。青原組合では農民に対する資金の融資とともに、みそ、しょうゆ、塩、酒の製造と販売を始めることとなり、その際、利用事業の一部に医療事業を加え、青原組合診療所が開設された[10]。これが日本最初の協同組合医療であり、それは、農村で暮らす人たち（特に小作人）の命と生活を守るために始まった。また村民の命を救うことが協同組合への信頼を築き、それが村おこしの原動力になると考えられた。

その後、青原組合診療所は経営の行き詰まりで廃業するが、一九三一年に青原村に隣接する日原《にちはら》村に石西《せきせい》購利組合共存《きょうそん》病院（以下、共存《きょうそん》病院）が新設され、大庭《おおば》は理事として運営に関わる。協同組合による病院は珍しく、全国の注目を集めた。共存《きょうそん》病院は地域の人たちのことを考え、治療費を安くするため、県医師会への入会も断ったという[10]。例えば、「盲腸の手術に、東京の慶応病院では手術料だけで一五〇円かかるが、共存病院では入院料込みで五〇円だった[10]」という。

ヨーロッパの病院は、教会などの宗教組織や地域の有志によって創られるコミュニティ・ホスピタル型が多く、歴史的にもパブリックな性格があるのに対し、日本では医師個人が開業する診療所が大きくなって病院になるというパターンが多い[3]と言われる。二〇世紀初頭に日本の農村で拡がりを見せた協同組合医療、例えば青原組合診療所や共存《きょうそん》病院は、公共性が高く、ヨーロッパに多いコミュニティ・ホスピタル型に近い。また日本初の協同組合医療は、単独の診療所ではなく、資金融資や酒やしょうゆの販売と一緒に行われていた点は興味深い。農村で暮らす人々が住民として自らの生活を守るために、自ら出資し、協同組合をつくって活動し、そこでは医療はコミュニティづくりの一部であった。

(2)　慈善（チャリティー）ではなく「協同相助」

柳田國男（一八七五年―一九六二年）は日本民俗学の創始者であるが、柳田には協同組合に対する強い思い入れがあったことは何人もの研究者が指摘している。柳田は、産業組合法（当時の協同組合法）が成立した一九〇〇年に、農商務省で農政課の役人として、法律の意義や内容を広報する実務に就いた。柳田は協同組合を全国に普及させるために、『最新産業組合通解』（一九〇二）も執筆しており、中央官庁で協同組合を担当した初めての役人であった(1)。

産業組合法は購買組合、販売組合、信用組合、生産組合の四種を規定していたが、購買組合で肥料を安く買い、販売組合で農産物を高く販売すれば、農民の手元に利益が残る。その利益を信用組合に預けて、協同貯蓄を行えば、必要が生じた時に農民は低利で融資が受けられる(1)。協同組合は農村の人々が生きていくためのしくみづくり、そのものであった。さらに柳田が求めた理想は、村で一番貧しい人たち、小作農民が協同組合に参加することであった(1)。

「協同相助」は、協同主義と自助主義を合成した言葉で柳田の造語と言われる(1)。柳田は慈善（チャリティー）ではなく、村人が力を出し合って自分たちの生活課題を自分たちで解決するしくみ、つまり「協同相助」の考え方を広めたかった。[1] 近年、自助は個人主義的思想として解釈されることが多いが、「協同」のしくみや組織があるからこそ、個人の自立生活が可能となる。「協同相助」の生き方はヨーロッパには存在するのに、日本には存在しないのかという問いに対し、柳田は「今の日本には存在しないが、昔の日本の農村には存在していた」[1]と答えたという。そして昔の日本人、昔の農民の暮らしの知恵を再認識・再評価しなければこのまま失われてしまうという危機感のもと、柳田は民俗学の道に入っていった、と藤井は分析している。[1]

戦前の農村の人々の命と生活を支えた協同組合であるが、その思想の源流はドイツのフリードリヒ・ヴィルヘルム・ライファイゼン（Friedrich Wilhelm Raiffeisen）（一八一八年−一八八八年）の功績に遡る。ライファイゼンはライン川中流にある支流ジーク川沿いのハム村という寒村に生まれた。当時のドイツでは、封建領主の支配から脱して自営農になったばかりの農家が、高利貸しに借金をし、それを返せずに奴隷化している状況が続いていた。[6] ライファイゼンは世界初の農村信用組合（一八六二年）を立ち上げ、長期低金利の営農資金の貸付を始めた。その後も彼は、村々に信用組合を立ち上げ、その信用組合は営農資金に限定した貸付を行った。[6] ドイツの農村ではライファイゼン型の農村信用組合が成長し、現在、それはライファイゼンバンクとしてドイツで最大規模の銀行の一つとなっている。

彼が設立した信用組合は、慈善の思想で貧しい農民を救済するのではなく、共助があっての自助という原理にもとづいていた。農民への資金貸付は決して無償ではなく、低利であっても必ず利子をとった。ライファイゼンと言えば、信用組合の話が中心となるが、村長だった彼の最初の試みは、パン焼き小屋をつくり、地域の農民たちが小麦を持ち寄ってパンを焼き、子どもたちに提供したことである。学校をたてて、読み書きを教え、また道路や橋をつくって農産物の販売ルートを確保するなど、社会資本の充実と人づくりにも貢献した。(11) ライファイゼンの信用組合は活動範囲を教会の教区という小地域とし、貸付資金は寄付や金融機関から借り入れ、顔みしりによる無限連帯責任制（倒産した場合にも借金の支払い義務を負う）とした点も特徴である。

「協同組合」は二〇一六年一一月に、ユネスコ（国際連合教育科学文化機関）の無形文化遺産に登録された。登録申請をした国はドイツで、テーマは「共通の利益を形にするという思想と実践」である。ユネスコは、協同組合が「共通の利益と価値を通じてコミュニティづくりを行うことができる組織であり、雇用の創出や高齢者支援から都市の活性化や再生可能エネルギープロジェクトまで、さまざまな社会的な問題への創意工夫あふれる解決策を編み出している」として、その存在の社会的意義を評価した。（身近な例として「和食・日本人の伝統的な食文化」は二〇一三年にユネスコの無形文化遺産に登録されている。）

第三節と第四節で紹介する二つの協同組合による医療と介護は、古くは西欧、そして二〇世紀初頭に日本に持ち込まれた協同組合の基盤にある理念と精神を、現代に受け継いでいる。

3　専門職と地域住民が協働する――ＪＡ長野厚生連佐久総合病院の包括ケア

(1)　佐久病院の在宅医療――地域ごと病院

佐久病院は長野県佐久市（人口一〇万人）にある長野県東信地方の基幹病院である。佐久病院は数々の場面で、日本の保健医療制度を牽引してきたことは知られるが、その病院が協同組合で運営されていることは意外と知られていない。

特に全国から注目されてきた佐久病院地域ケア科の訪問診療は「その人が希望する場所でその人らしく最期まで生きることを支える医療」を目指しており、他ではみられない三つの特徴がある。

第一に、訪問診療の方法である[13]。一般に訪問診療は医師が単独で行うことが多いが、佐久病院では医師と看護師のペアで行う。現行の医療保険制度では、看護師の同行は診療報酬の対象にならないため、その費用は病院の持ち出しとなる。しかし佐久病院では、一人の患者を異なる専門職の目で見ることを大切にし、その診療を複数者の視点で考え、また車中での情報交換も重視している。また訪問診療では、患者だけでなく家族介護者の様子も気遣う。家族介護者自身の身体的、精神的健康は欠かせないからである。

第二に、病気だけでなく、その患者の暮らし全体をみようとする[13]。佐久病院の訪問診療は患者の家に入る前から始まる。どのような地域で暮らしているか、どこの部屋で寝ているか、家の中は片付いているか、その人はどのような人生を送ってきたのかなど、全人的な医療を行うためには暮らしに関わる情報が重要と考えられている。例えば、家族の目が届きやすいところに患者の居室があると、その患者は家族に大切にされていることがわかる。

第三に、遺族へのグリーフケアである。[13]グリーフケアとは親しい人を亡くした悲しみから遺族が立ち直ることを支援する行為である。地域ケア科では患者が亡くなったとき、エンゼルメイクを行っている。エンゼルメイクでは故人に化粧を施すことでその顔色や表情を穏やかな表情にする。エンゼルメイクは葬儀社などが行うことはあっても病院が行うことはない。また四十九日の前後に、故人の担当だった職員は遺族を訪問し、故人を偲ぶとともに、お互いに思い出を語りあい、家族介護者をねぎらう。地域ケア科では毎年「佐久総合病院地域ケア科登録患者様故人を偲ぶ会」を開催し、その年に亡くなった患者遺族との会食の場を設けている。この「偲ぶ会」の経験から、遺族会がつくられ、在宅で終末期ケアを経験した人たちのネットワークが形成されている。

佐久病院の在宅医療は、医療保険制度で行われる本来事業の枠を超え、包括ケアの基盤となるコミュニティ形成の一部を担っている。在宅医療の普及には、患者主体、住民主体の考え方が欠かせない。それは在宅医療を選ぶのは患者本人しかないからであり、そのために、病院や専門職は患者に対して安心材料を提供することとなる。例えば、佐久病院の場合、訪問看護、訪問介護、薬剤師などの関係機関との協力と専門職の連携、いざというときのための病床の確保、がんの終末期でも相談可能な緩和ケアチームの存在などがそれにあたる。何かあればすぐに誰かが駆けつけてくれること、この安心感は不可欠であり、また同居する家族の不安を取り除く意味でも重要となる。

(2) 医療専門職と地域住民の協働により生み出される医療のルーツ

佐久病院は一九四四年に農業会（JAの前身）が開設した病院で、一九四五年に若月俊一（一九一〇年-二〇〇六年）が赴任してから後、病院を拠点とした農村医療が展開される。[16]「農民とともに」と言い続けた若月のリーダーシップによる功績[16]は、今なお、前述の地域ケア科の終末期医療に受け継がれている（詳細は参考図書）。

「今とは当時の村の様子は全然違います。病気も違いました。あの頃はみんなおなかの中に「腹の虫」を持っていました。回虫、十二指腸虫です。秋口になると伝染病が流行って、この辺でも赤痢が随分とでました。（中略）今ではどの家だって湯殿も内便所もあるけど、昔は無くて外便所だけの所が多かったんです。そういう中で（農家の人々は）ひたすら働いてきた、いや「健康を犠牲にして」働かされてきたわけです」と若月は述べている。[4][16]

佐久病院の包括ケアの源流について三つの点で整理する。

(a)　出張診療活動の歴史――予防活動の普及

第一に、積極的な出張診療活動の歴史である。若月は出張診療の必要性について次のように記している。「私どもは日夜病院で「手遅れ」の患者ばかりを診ている。一歩進んで村の中に入っていって、病気を早期に発見することがより重要ではないか。これこそ農民のニードといわねばならない。私どもの顔が広くなり、しだいに町や部落の青年団や婦人会と連絡がとれるにしたがって、その要請に応じて、出張診療を始めることになった[15]」。

佐久病院の出張診療は主に農閑期に各集落の公民館を利用して行われ、初めは不定期であったが、徐々に定期的に行われるようになった。検診内容は血圧測定、検尿、検便（虫卵）などであったが、この程度の簡素なものでも病気の早期発見に有効であった[4]。当時の農民の間では、「医者をあげる」という言葉があり、診療にはお金がかかると思われていた。農民から病院に出向くことはなく、医療とコミュニティの間には大きな壁があった時代に、出張診療はこの関係を変えるきっかけとなった。

(b)　文化活動の歴史――医療専門職と住民の交流と啓発

第二に、活発な文化活動の歴史である。佐久病院の病院祭《びょういんさい》は五月に、地域のお祭りである小満《こまん》祭《さい》（蚕《かいこ》のお祭りで、かつて養蚕はこの地域の主要産業だった）と同日に行われる。本院の一階、二階をすべて開放して、各診療科が展示や相談コーナーなどを設けているが、毎年一万人を超える来場者がある。

佐久病院では「医療は文化」という理念のもとで、病院内には劇団部、コーラス部、吹奏楽部などの文化部と、野球部、卓球部などの体育部があり、地域の行事にも積極的に参加している。佐久病院の演劇部は一九四五年に始まるが、初演「白衣の人々」は、病院で働く人たちを描いた[4]。演劇は無医村への巡回診療でも行われ、芝居の中に、啓発のための公衆衛生の要素を組み入れるようになった。「(人々は)右下の下腹が痛ければ盲腸を疑うなどということを全く知らないのだ。そういう場合は「虫腹《むしばら》」(当時はどんなに回虫が多かったことだろう)とは違うのだから、腹を温めてはいけないのだ、冷やさなければいけないのだ。こんな常識を、講演の中だけでなく、劇の中にもおりこんで、おもしろおかしく演じてみせる。特にこれを巡回診療と組んでやると大きな効果があった[15][16]」。テレビやラジオが普及していない当時、病院の演劇班が村にいくと、寸劇を楽しみに多くの村人たちが集まってきたという。疾病予防の知識を身につけてもらう以上に、当時の農村に残っていた「健康犠牲の精神」を改革することも重要だった[4]。

病院祭は二〇一九年で七三年目となり、当初は「衛生啓蒙」的色彩の強いものだったが、近年では「認知症高齢者のケア」「在宅での終末期ケア」といった地域との連携が欠かせないテーマに変化してきた。「院長なんでも相談」の時間には院長はじめ、各診療科の責任者級の医師たちが一堂に集まり、会場(病院の待合室)に集まった地域住民の質問に答える。認知症介護から、佐久病院で行っているがんの手術、最新の医療機器、また病院の経営に至るまで質問は多岐にわたるが、医師たちは地域住民からの素朴な質問に台本なしでわかりやすく答える。病院祭に行けば、誰でも院長に会い、話ができる。また自分の健康についても、病院にかかる前に、あちこちの相談コーナーで話を聞くこともでき、ここでは日常生活の中に医療がある。

(c) 全村健康管理活動——地域住民・病院・自治体の協働

佐久病院は村と協力して病気の予防という課題に立ち向かった。それが「八千穂村全村健康管理運動」であり、これは日本の健診システムのモデルになった。「八千穂村全村健康管理運動」は全村民の健康台帳をつくり、冬の農閑期に全集落を回り、全村民の健康診断を行うものである。また興味深いことに全村民に健康手帳を配布し、自分自身で健康日記をつけるという仕組みをとった[4]。そこでは職業、食習慣、住宅などの生活環境、家族の遺伝関係、自分の病歴や経過を詳しく自分で記入するため、地域住民自身が健康づくりの当事者となるための意識づけが自然な形で行われた。年一回の検診結果や医療機関にかかった際の記録も書き込む。書き方は村の有線放送で宣伝したり、保健師、国保担当者、衛生指導員が繰り返し教育を行った。衛生指導員は専門資格は持たないが、村民から選ばれ、若月院長は村の「保健活動家」と呼んでいた[4]。この健康手帳をもとに、村では健康台帳を作成し、個人、世帯、集落の三種類の台帳を五年分、年次別に整理した。その結果、村民の健康状態をその個人だけでなく、生活環境を含めて総合的にとらえることが可能になった（現在は個人情報保護の観点から、台帳は活用されていない。[4]

出張診療活動、文化活動、全村健康管理活動、いずれも専門職と地域住民の協働が基盤である。このようにして培われてきたコミュニティが、佐久病院の包括ケアを実効性のあるものにしている。

4　地域住民が口も出し、手も出し、金も出す——南医療生活協同組合の包括ケア

(1)　地域住民が口も出し、手も出し、金も出す病院

二〇一三年、すごい病院に出会った。それが南医療生活協同組合（愛知県名古屋市、以下、南医療生協）である。拠点となる南生協病院（二〇一〇年移転開業）の移転新築の総工費約一〇〇億円のうち、二〇億円を地域住民が出資金として集めたという。[9] 出資をしたのは厳密には生協の組合員であるが、南医療生協は名古屋市緑区、南区を中心に約九万人の組合員を持ち、病院の近くでは八〇％の住民が組合員という地域もあるので、ここではあえて地域住民と言いたい。

病院の移転新築の計画づくりでは、毎月一回、平均一〇〇人以上の人々が四年間で合計四五回もの集会を開き、延べ数千人の人が参加して意見を述べたことから、この会議は「千人会議（新南生協病院建設推進会議）」と呼ばれる。[9] 利用者目線と専門職目線の徹底した議論から洗練さ

れたアイデアが生まれ、病院のいたるところに地域住民と専門職の思い、ドラマ、夢、配慮がある。

移転新築された南生協病院は二六診療科目、三一三床を持つ。そのうち一七〇床が個室で、多床室（四人定員）のベッドでもそれぞれに窓があり、外の光が入る。一階待合所は、JR南大高駅と住宅地をつないでいて、通勤通学の地域住民が普通に病院内を横切っている。また学校帰りの子どもたちがソファでおしゃべりしたり、卓球を楽しむ光景もある。購買生協と大学生協が共同経営するコンビニ、無農薬野菜を中心としたオーガニックレストラン、アレルギーに配慮した焼き立てパンが買えるベーカリー、健康づくりのためのフィットネスがある。この病院には診療以外でやってくる人も多く、地域社会の日常の中に病院がある。(8)

(2) 住民活動を含めた医療介護クオリティを考える

南医療生協の活動は専門職による本来事業にとどまらない。地域住民による活動の光景を喜多村敬理事長は「南医療生協の皆さんは口も出す、手も出す、金も出す」（詳細は参考図書）と表現する。そして地域住民の活動を含めたものが南医療生協の医療介護のクオリティと考えられている。

(a)　地域住民が自分たちで介護事業をたちあげる——いちぶいっかい運動

南医療生協には名前を聞くだけでは内容がわからない運動や活動がいくつもある。いちぶいっかい運動とは、正式名称「1ブロック 1介護福祉事業づくり運動」の頭文字をとった愛称である。これは小地域ごとに自ら介護事業を立ち上げようという運動で、[9][14]このまちにはどんなサービスが必要なのか、土地は確保できるか、建設資金はどう集めるか、職員を集められるかなどを地域住民同士で検討し、計画をたて実行に移す。二〇〇四年開設の認知症高齢者向けグループホーム「なも」は、認知症の母親の介護経験のある人からの提案で、空き家探しから始まった。自転車で地域中をくまなく探し、築六〇年の古い民家を見つけ、改修し、地域住民の手で「なも」をオープンさせた。これらの活動の実績が、南生協病院移転新築に向けた活動の原動力にもなっていった。[8]

(b)　地域住民が自分たちで医師、看護師、介護職員を集める——みなせん運動

これも名称からは中身がわからない運動の一つである。みなせん運動とは、「みんなで一〇〇〇人職員紹介運動」の頭文字をとった愛称で、医師、看護師、介護職員などの専門職を徹底して紹介し合う運動を指す。[9][14]二〇〇七年から二〇一五年の間に二〇九七件の紹介が集まり、医師・医学生四一人、看護師七七人、介護職員一〇五人の採用につながった。南生協病院の壁には「今月末に看護師採用あと三人」など、専門職の採用目標値を示すポスターが、目につく場所に貼

られる。人材派遣業社からの採用には高額な費用がかかるが、地域からの紹介には費用がかからず、質の高い、確実な情報があり、定着率が高い[14]。医療や介護分野の人手不足は高齢社会の課題であるが、南医療生協では地域住民がこの課題に果敢に挑んでいる[8]。

(c)　地域住民が互いにできることをして支え合う——おたがいさま運動

南医療生協は、病院、診療所、介護事業所と、その利用者が住む地域の住民を相互に結ぶしくみを創り出し、それをおたがいさま運動[9][14]と呼ぶ。この運動は二〇一一年に始まり、そこでは医療介護の現場と地域住民を結ぶ「おたがいさまシート」が、病院や介護施設で働く専門職が利用者の不安や生活課題を察知し、それらが解消されるよう、地域住民にアイデアや支援を求めるために使われる。シートは各事業所などから「地域ささえあいセンター」（南医療生協本部内）に送られ、内容が確認され、センターからその利用者が住む地域の支部に送られる。地域の各支部ではその困りごとの対応をみんなで考える。例えば退院時に二階にあるベッドを一階に降ろしてほしい、庭の草むしりができない、一人暮らしで孤独死が心配、など、寄せられた要望や不安の約９割が地域住民同士の活動で解決されている[8]。

(3)　税でもなく、保険料でもなく、寄付でもなく、「出資金」

なぜ地域住民が、医療や介護のために、そこまで積極的に活動できるのだろうか。南生協病院に行く途中、道で迷っていた私を助けてくれた女性は「私がご案内しますよ」と、まるで私を自分の家に案内するかのようで、「この人にとって南生協病院は自分の病院なのだ」と思う経験をしたことがある。

協同組合で使われる「出資」という語は、事業を営むための資金を出すことを意味する。南医療生協では経常収支が黒字でも出資者に配当（利息）は払われない。二〇一八年度の南医療生協の組合員出資額は二九・三億円なので、一口一〇〇〇円で計算すると全部で二九三万口を集めていることになり、組合員一人当たり約四万円の出資をしていることになる。[9][14] 南医療生協に限らず、医療生協が運営する病院では、診療窓口のそばに、出資や増資の窓口が設置されている。また地域活動などで世話人が出資金を集めることもある。退会時には全額返金されるので、将来の医療費の出費に備えて定期的に出資をする人もある。近年、南医療生協の活動には行政との共同事業も増えているが、南医療生協で活動する地域住民は、行政の補助金はあてにせず、必要な資金は自ら出す、自ら集めるものと考えている。

(4)　組織化と意思決定への住民参加

南医療生協の活動には六〇年近くの歴史がある。[9][14] 南医療生協の始まりは一九五九年の伊勢湾台風に遡るが、台風は名古屋市南部に死者五〇〇〇人、被災者三〇万人という大きな被害をもたらした。その二年後に「自分たちの命は自分たちで守る」という理念のもと、三〇八人の地域住民が集まり、一九六一年に南医療生協は誕生する。一番初めに設立された星崎診療所はパン焼き小屋だったという。

同年に国民皆保険制度が始まり、医療を受ける人が増え、高度成長期の一九六〇年代から一九七〇年代にかけて南医療生協は専門職スタッフが充実した医療機関となった。南医療生協の組合員数は九万人を超え、この数は市町村の人口にも匹敵する。組織内で最も大きい単位が「ブロック」で一二ブロックに分かれており、地域住民の活動拠点となる「支部」が八一支部、隣近所で活動を行う「班」が一一五一班ある（二〇一九年）。基礎単位である「班」では健康チェック、体操、食事班会、歴史班会などの活動を行う(8)。

前述のおたがいさま運動で活躍する「男塾《おとこじゅく》」は班会の一つで、定年退職後の男性が集う会である。独居高齢者宅の庭の剪定、家具の移動などで大活躍である。九万人を超える大組織で、班は顔が見える関係を築く重要な役割を果たしている。毎年開催される総代会では、代表理事が決算報告を行い、事業計画案と予算案を提出し、四〇〇名の代表者が出席のもと、議決が行われる(8)。

意思決定過程への地域住民の参加をみると、南医療生協は医療介護自治体のようにさえ見える。介護保険法で各市町村に義務付けられている介護保険事業計画策定委員会に比べ、はるかに民主的な方法で、住民に安心を提供する医療・介護コミュニティの運営が行われている。南医療生協は自治体から困難事例への対応を依頼されることも多い。またこのことは同時に、医療や介護における行政の役割を問うており、健康で文化的な最低限限の生活を保障するのは一体誰なのかを考えさせられる。南医療生協の人たちの答えは「最終的には自分自身。だからこそ、自分を守るしくみを自分たちで創る」となるのだろう。

5　おわりに　ノスタルジー（郷愁）ではなく、ストラテジー（戦略）に

ここで紹介した二つの協同組合医療介護は、そのユニークな取り組みでメディアにも取り上げられ、また学術的な研究報告もみられるが、その背景に「協同組合」という組織体やその理念や思想が存在していることに言及されることは少ない。

日本では団塊世代（一九四七年-四九年生まれの人たち）が、七五歳以上の後期高齢者となる二〇二五年に向けて「地域包括ケアシステム」の構築が急がれている。政府が目指す「地域包括ケアシステム」は医療や介護が必要な時に三〇分以内でサービスが受けられるしくみで、そこでは公助・共助・互助・自助の役割分担も求められる。

高齢者の自立生活とＱＯＬ向上のために、社会的企業（ソーシャルエンタープライズ）やＮＰＯの役割や地域住民の自発的な活動も期待されている。社会的企業やＮＰＯは外来概念と思われがちであるが、二一世紀になって初めて日本で普及したというわけではない。日本には一〇〇

年前から命を守るための協働の知があり、日本の協同組合医療介護が生み出す数々の社会的価値について、私はスウェーデンの政治学者ペストフから教えてもらった[12]。

日本の農村を貧困と「病」から救い、地域社会を地道に築いてきた人々の知恵、つまり柳田國男がいう「協同相助」の知を発掘し、分析し、現代社会に展開させていく必要がある。「協同相助」という知は、人々の営みから生まれた人間科学である。これを超高齢社会のストラテジー（戦略）とできるのか、またノスタルジー（郷愁）で終わらせてしまうのか。高齢社会が求める「乳と蜜の流る、郷」には何が必要か、どうすれば築けるのか。人間科学に求められる大きな研究課題の一つである。

引用文献

（1）藤井隆至（二〇〇一）．柳田国男の地域経済政策論．『地域政策研究』四（二）、高崎経済大学、五七‐七四．

（2）日野秀逸（二〇〇九）．『地域から健康をつくる：医療生協という挑戦』新日本出版社

（3）広井良典（二〇〇六）．医療・福祉政策と公共性．市野川容孝・金泰昌編『公共哲学19　健康・医療から考える公共性』二一五‐二三〇　東京大学出版会

（4）JA長野厚生連佐久総合病院（二〇一一）．『健康な地域づくりに向けて：八千穂村全村健康管理の五十年』

（5）賀川豊彦（二〇〇九）『復刻版　乳と蜜の流るゝ里』家の光協会
（6）小島直記（一九八二）『マルクスとライファイゼン』家の光協会
（7）日本生活協同組合連合会医療部会（二〇〇七）『日本生活協同組合連合会医療部会50年史』医療部会五〇年史編纂委員会
（8）西村一郎（二〇一一）『協同っていいかも？　南医療生協いのち輝くまちづくり50年』合同出版
（9）大野京子（二〇一五）「南医療生協の組合員活動：市民の協同でつくる事業所づくりまちづくり」公益財団法人生協総合研究所『生活協同組合研究』四七七、三四-四〇.
（10）大庭良美（二〇〇一）「産業組合をつくった人々」石見郷土研究懇話会機関誌『郷土石見』第五七
（11）太田原高昭（二〇一三）「ライファイゼンと二宮尊徳」農業協同組合新聞（二〇一三年五月三〇日）
（12）Pestoff, A.V.（1998）. *Beyond the market and state: Social enterprises and civil democracy in a welfare society.* Ashgate.（ペストフ・A．V．（藤田暁男・川口清史・石塚秀雄・北島健一・的場信樹訳）（二〇〇〇）．『福祉社会と市民民主主義：協同組合と社会的企業の役割』日本経済評論社）
（13）斉藤弥生（二〇一三）．協同組合による医療と介護の可能性：ＪＡ長野厚生連佐久総合病院の取り組みから．『農林金融』（六六（一二）（通巻八一四）、農林中金総合研究所、一七-三一
（14）斉藤弥生（二〇一六）．社会サービスの「共同生産」パートナーとしての市民：南医療生協の取り組みを事例として．『地域福祉研究』公四（通算四四）、一三-二四　※二〇一八年データは南医療生協より．
（15）上野谷加代子・斉藤弥生（二〇一八）．『地域福祉の現状と課題』放送大学教育振興会
（16）若月俊一（二〇一二）．『村で病気とたたかう』岩波新書

参考図書

・上野谷加代子・斉藤弥生（二〇一八）『地域福祉の現状と課題』放送大学教育振興会

地域福祉研究の入門書。地域福祉の考え方、日本の地域包括支援の歴史、「地域包括ケアシステム」やその論点もまとめられ、ＪＡ長野厚生連佐久総合病院、南医療生活協同組合による実践例も紹介。ＢＳ放送２３１ｃｈ、２３２ｃｈの放送大学チャンネルでも放映（年間番組表 ouj.ac.jp/hp/bangumi/year_tv.html）。

・若月俊一（二〇一〇）『若月俊一対話集〈１〉地域で人間をみる』旬報社

ＪＡ長野厚生連佐久総合病院の元院長若月俊一氏の生誕１００年記念として刊行。日本の地域医療のモデルを築いた若月院長と関係者との対話を通じて、佐久病院の協同組合医療の原点を知ることができる。

・日本生活協同組合連合会（二〇一八）『賀川豊彦――「助け合いの社会」を目指した功績を知る』コープ出版

日本の協同組合の父といわれる賀川豊彦（一八八八年-一九六〇年）の思想や功績について、分かりやすく解説したブックレット。賀川豊彦はキリスト教社会運動家であり、戦前の日本の生活協同組合運動、労働運動、農民運動で大きな役割を果たし、ノーベル文学賞、平和賞候補にも選ばれた。

第５章　病の語りと心理療法

野村　晴夫

１　はじめに

新聞に掲載される人生相談では、著名な有識者が多種多様な相談に答えている。相談内容は、その人の生き方や人間関係、さらには病気やメンタルヘルスが関わっていて、どれも一筋縄では解決できなさそうに見える。それらに対する答え方には、回答者の専門性や個性が表れているようで、読んでいて納得させられるものもあれば、驚かされるものもある。もちろん、新聞は読者を想定した読み物であり、投稿されたたくさんの相談から一つを選ぶには、新聞社の思惑が絡んでいる。それでもなお、相談内容には、その時代の世相、その時代を生きる人の思いが映し出されているだろう。

このような視点で、大正時代の人生相談の事例集[6]などを読んでみると、興味深い。例えば、「気が弱くて臆病なところをどうにかしたい」という少年からの相談には、「男らしく運動や冷水摩擦」を勧める回答があり、「雷が怖いのを治してほしい」という男性からの相談には、「福来博士の催眠術」を勧める回答がある。なお、「福来博士」とは、当時の東京帝国大学で催眠研究の功績で心理学の助教授を務めたものの、念写（頭の中で想像したものが写真に写る）や千里眼（直接見ることができない事柄について直感的に知る）などの超常現象の研究の末に大学を追われた福来友吉《ふくらいともきち》（一八六九年－一九五二年）のことである。

投稿された相談の内容は、日常生活に支障が出るほどになれば、不安症や恐怖症のような、現代のメンタルヘルスの問題やいわゆる「心の病《やまい》」にも通じるものである。その一方、「臆病なところをどうにかしたい」という悩みに「運動」を勧めたり、「雷が怖い」という悩みに「催眠術」を勧めたりする回答は、今の時代の感覚からすると、前近代的で唐突に思われるかもしれない。今ならば、不安症や恐怖症に対しては、病院や相談機関で、心理療法による治療を勧められる可能性もある。

心理療法とは、心理療法士であるセラピストとの安定した人間関係を基盤に対話を重ね、自己理解の促進や生活習慣の改善を通じて、病を治す手法である。対象となる病は、「心の病」と呼ばれる脳やストレスが主な原因となるものが中心である。ただし、体調が悪ければ気が滅入るように、「体の病」の結果、心に不調を来たすことは珍しくなく、また、検査をしても体に原因を見出せないことも珍しくない。これらも含めるならば、心理療法の対象は幅広い。なお、心理療法とよく似た支援法にカウンセリングがある。日本では両者を厳密に区別しないことも多いが、カウンセリングが健康な人の生活改善や能力開発を主に目指すのに比べると、心理療法は病気を患う人への治療的な支援を目指す傾向が強い。これらは医療行為とは異なり、その利用者を患者ではなくクライエント（来談者）と呼ぶことが一般的である。

そして、現代の日本では、セラピストの役割を、治療薬の処方も可能な精神科医などの医師が務めることもあるが、むしろ医師ではない臨床心理士が務めることの方が多い。一九八八年に資格認定が始まった臨床心理士は、二〇一九年現在、約三万六〇〇〇人を数える。二〇一七年には、やはり心理支援の専門資格として、新たに国家資格の公認心理師が法制化され、二〇一九年には二万七〇〇〇人の公認心理師が誕生した。臨床心理士と公認心理師の両資格保有者も少なくないことから、両資格を単純に合算できないが、大正時代に比べれば、平成時代には、いわゆる「心の専門家」の制度化と普及が急速に進んだと言えるだろう。

では、現代までの間に、これらの悩みに対する治療法としての心理療法は進歩したのだろうか。また、現代では多くの種類がある心理療法は、どのように活かされるだろうか。このような問いを検討するにあたり、本章では、病の語り（illness narrative）[7]に着目する。ここでいう病の語りとは、障害や疾患を中心とした人生上の問題の生じ方や治り方に関する、患者やクライエント自身による考え方であり、人に話すものも、胸中で自分に語りかけるものも含める。本章では、これまでの心理療法が病の語りをどのように反映し、それを変化させようとしてきたかを振り返った後、これからの心理療法と病の語りの新たな関係について、探ってみたい。

２　心理療法の「発明」と病の語り

心理療法が「発明」された歴史を振り返っておこう。上述の大正時代の人生相談に対する回答にある「催眠術」は、一九世紀末のフランスの病院を舞台に、病気の治療を目的とした催眠療法として広まっていったものである。大正時代の日本で「催眠術」を勧める回答も、こうした世界的な流行と無縁ではない。そして、催眠療法の流れをくみつつも、催眠状態とは異なって、通常の意識状態で患者に過去を語ってもらう談話療法（talking cure）が生まれ、それが精神分析療法へ展開した。そこでは、さまざまな身体的な症状が、その症状を誘発した出来事の記憶を当時の感情とともに語ることによって、消失した。談話療法とは、その症例における患者自身による命名である。心理療法は、患者自身が病の語りを生み出すところから始まった。

これらの心理療法の確立に寄与したのは、催眠療法についてはフランスのシャルコー（一八二五年―一八九三年）、精神分析療法についてはオーストリアのフロイト（一八五六年―一九三九年）といった人物の名が挙げられる。では、いずれもこうした傑出した人物のひらめきや努力によって発明されたものなのだろうか。心理療法成立の歴史をまとめた大著「無意識の発見[4]」を読むと、一九世紀以降に相次いだ各種の心理療法の「発明」は、従来のアイディアを再発見し、再利用した側面をもつことがわかる。例えば精神分析療法には、無意識の現れである患者の夢を分析家が解釈することを通じて、患者の無意識を意識化しようとする技法がある。古来、夢には神や霊的存在からのお告げが含まれると信じられ、それを得るために神聖な場にこもる参籠《さんろう》（インキュベーション）を行うことが、さまざまな文化にみられる。また、精神分析療法が生まれた一九世紀末には、フロイトによるものに限らず、夢に関する多くの書物が大衆に読まれていた。

上述した大正時代の人生相談も、よく読むと、その回答は、当の相談者をさほど驚かせるものでもなさそうだ。「臆病なところをどうにかしたい」相談者は、相談以前に「腹式呼吸や静座法（安静に座ること）」を試していて、これらは、身体から性格に迫るアプローチという点で、新聞上の回答が勧める「運動」と共通している。また、「雷が怖いのを治してほしい」相談者は、相談以前に「催眠術」を受けたものの、効果が芳《かんば》しくなかった経験から、その道の高名な専門家を求めており、新聞紙上の回答はその求めに素直に応じて、「福来博士」を紹介している。紹介にあたって、東京の小石川にある博士の住所を番地入りで載せる念の入りようである。さらに時代を遡る明治三八年には、夏目漱石による「我が輩は猫である」の中で、医師が催眠術をかける場面がある。

心理療法の「発明」は、一九世紀末の精神分析療法の発明に終わったわけでもない。その後も相次ぎ、現在は四〇〇種に上るという。近年の「発明」に目を移してみよう。近年は身体運動を通じた心理へのアプローチが、注目されている。PTSD（心的外傷後ストレス障害）の心理療法ではヨガが推奨され、[11]うつ病に対してもウォーキングなどの有酸素運動が推奨されている。PTSDとは、生命に危険が及ぶことをはじめ、重症を負ったり性的暴力を受けたりするような事件や事故に遭遇もしくはそれらを目撃して、辛い記憶を繰り返し思い出すことや、思い出しそうになる場面を避けることなど、生活に支障を来たす疾患である。こうした現代の身体運動に注目した心理療法も、歴史を紐解けば、その遠い起源を古代ギリシャに見出すことができ、今に言うところの精神疾患の治療に体操などの運動が用いられていたという。

以上の通り、心理療法は一概に「発明」されたり、新奇なものとして導入されたりしたものとも言い難い。古来の知恵が、時を経て活用されていることからもわかる通り、単純に直線的な進歩を遂げているわけではなさそうである。催眠療法や精神分析療法が「発明」された当時の社会的背景や、日本にこれらが導入された当時の社会的背景には、心理療法を成り立たせる素地があった。その素地は、年月をかけて、古来の儀式や民間療法、宗教、折々の流行によって醸成されてきた、人々の病の語りである。

病の語りは、病の生じ方や治し方を説明し得る筋立てをもつ。例えば、体の不調を感じて病院を受診すると、熱を測る、血液を検査する、X線写真を撮るなどの検査を受け、体温や白血

表5-1　治療の主要形態（文献（3））

疾病説	治療法
一、病気とは病気という物体が身体に侵入したためである	病気という物体を摘出する
二、霊魂が行方不明になったためである	魂の所在を突き止め、招魂し、もとにおさめ戻す
三、悪霊が侵入したためである	A祓魔術をする B外部から侵入した悪霊を機械的に摘出除去する C悪霊を他の生物に移す
四、タブーを破ったためである	告解（懺悔）し、神の怒りを鎮める
五、呪術によるものである	対抗呪術を行う

球数などから不調を生じさせた原因がわかるだろう。もしもこうした原因がわからない状態が続くと、私たちは心穏やかではいられなくなる。ましてや、体の不調に比べると、心の不調を調べる客観的な検査は脳波検査や脳画像診断などに限られ、原因の特定は容易ではない。そこで、私たちは心の不調の原因を、仕事や人間関係に由来するストレス、ものの考え方やパーソナリティ、これまでの生い立ちなどに求めようとする。それらの原因に応じて、ストレス・マネジメント、考え方の修正、生い立ちのとらえ直しのように、病の治し方を求める。古来、表5-1に掲げた通り、病の原因である疾病説と治し方である治療法が、さまざまな文化に存在する。心理療法の各種理論も、これらの疾病説と治療法を備えており、病の語りを基盤にして成り立っていると言えよう。

ただし、心理療法は、ただ単に過去の治療法の遺産の再発見というわけでもないだろう。過去の治療法では対応が困難だったり不十分だったりしたからこそ、より効果的な新しい治療法が望まれる。また、心理療法は、ただその時代の病の語りを反映しているだけでもないだろう。その時代の人々にとって、日常的で当たり前な治療法であれば、わざわざ心理療法を頼る必要性は乏しい。つまり、心理療法は、人々の病の語りにとっての受け入れられやすさと目新しさという、一見相反する要素を備えている必要がある。

3　病の語りを変える心理療法

心理療法はクライエントによる病の語りにとっての受け入れられやすさと目新しさのバランスの上に成り立っている。一般的な心理療法では、クライエントによる病についての語りをセラピストが聞き続ける。そうする中で、クライエントの悩みにまつわる経験や考え方、すなわち、その人ならではの問題の語り方が現れてくる。クライエントにとっては、その語り方に気づく、つまり自分が何をどのように悩んでいるのかがはっきりしてくるだけでも、前進である。そして、セラピストは、対話を通じて、クライエントの病についての語り方、ひいては病に変化をもたらそうとする。変化をもたらそうとするセラピストの聞き方や応じ方には、日常的な相談とは少し違った、心理療法ならではの特徴がある。

上述の新聞の人生相談の回答も、相談内容に表れた相談者の生活習慣や考え方を踏まえ、それらを少し拡げたり、ずらしたりしている。もちろん、ありきたりで、相談者が身近な人からよく聞く回答をしても、わざわざ新聞に相談を投稿した甲斐がない。反対に、この拡げ方やずらし方が、あまりにも強引だったら、どうだろう。おそらく、どれほどの名案でも、相談者を驚かせるばかりで、相談者に受け入れられず、名回答にはならない。

日常的な相談とは異質な心理療法におけるセラピストの聞き方の一例を挙げよう。長引く憂鬱や日頃の不安を悩んで心理療法を訪れたクライエントに対して、セラピストは幼少期の親との関係を細かく聞き取ろうとする。クライエント自身が悩んでいたのは、今現在の気分のことであり、また、親元を離れて暮らすようになって既に長い。この気分の原因が、今の職場の人間関係にあると思っていたクライエントにしてみれば、昔の親との関係を探られるのは、心外かもしれない。そういう思いを抱えながら、やがてクライエントは、セラピストが根掘り葉掘り尋ねるばかりで、自分の悩みを解決してくれるような助言をしてくれないことから、セラピストに対して怒りを覚えてくる。その気持ちをセラピストにぶつけたところ、セラピストからは、それがクライエント自身の親に抱いてきたものと同種の気持ちだと指摘される。

ここまでの模擬的なストーリーは、単純化した粗雑なものだが、精神分析療法の筋立てに沿ったセラピストの聞き方や応じ方を戯画的に表している。精神分析療法では、セラピストとクライエントとの間で生じた感情体験には、クライエントの過去の重要な人物、例えば親との間で生じた感情体験が映し出されていると考え、これを転移と呼んだ。過去の重要な人物との関係が、現在の病の原因だとすれば、その人物と再会し、和解させて、現在の病を治療することも考えられるだろう。しかし、仮にその人物に再会してもクライエントが想起した体験を否定されたり、そもそもその人物が亡くなっていて再会が叶わないこともある。さらにいえば、過去に何があったかという現実よりも、過去に何があったとクライエントが「思っているか」という心の中の現実の方が、病の原因としては重要とも考えられる。人間関係の持ち方には、相手が変わっても共通点をもつ、いわば筋書きがあり、その根源は、幼い頃の親子関係にまで遡れる。そこで、今正にセラピストとの間で進行中の人間関係を手掛かりに、過去の親子関係に端を発する人間関係の筋立てを明らかにすることで、現在の病を治そうというわけである。

この模擬的なストーリーのクライエントは、病が職場の人間関係に原因をもつという病の語りをもっている。一方、セラピストは、病の原因を、現在の対人関係から過去の親との関係にまで遡り、さらにはそれをセラピストとの関係に結び付ける筋立てを提示している。過去の親子関係の問題に薄々気づいているクライエントであれば、このようなセラピストの働きかけが腑に落ちるかもしれない。けれども、親子関係の問題にはおよそ思い至らず、クライエントの病の語りと、セラピストの心理療法の筋立ての乖離が著しければ、こうした筋立てを受け入れるのは難しい。セラピストには、この受け入れ難さについてクライエントと話し合うなどの対応を考える必要が生じる。

精神分析療法に限らず、多くの心理療法は、このように病が生じた原因や治療法に関する固有の筋立てを持っている。心理療法が効果をもたらす源泉のひとつは、もともとクライエントが持っている病の語りを、心理療法の筋立てを活用してずらし、拡げ、変化させるところにある。ただし、個々のセラピストの力量にもよるが、このずらし方や拡げ方が、あまりに大幅だったり強引だったりすれば、クライエントの抵抗にあって、病の語りに変化は望めない。そこで、心理療法が効果をもたらすためには、心理療法がクライエントの病の語りを変化させるという方向性だけではなく、その逆に、クライエントの病の語りが心理療法を変化させる方向性(9)も、考えておきたい。

4　心理療法を変える病の語り

表5-1に示した通り、古来の治療法は、治療者にあたる呪術師や悪魔祓い師による秘儀に患者が身を委ねる傾向が高く、心理療法もまた、その内実がクライエントに公開され、十分に理解されていたとは言い難い。だが、昨今は、心理支援全般でインフォームド・コンセントが重視されてきており、心理療法も例外ではない。これは、心理療法に関するセラピストからクライエントへの説明と、クライエントによる同意を意味している。「知らしむべからず、由《よ》らしむ

べし」との言い習わしに表れるように、セラピストが心理療法の内実をクライエントに知らせずに、セラピストの言う通りにクライエントを従わせるやり方は、認められなくなってきている。今や心理療法に関する情報は、インターネットや書籍を通じて容易に入手できる上に、その情報の発信者には、専門家に加えてユーザーである多数のクライエントも含まれている。これらの情報を専門家が独占できる時代ではなくなった。したがって、セラピストには、闇雲に心理療法の筋立てをクライエントに押し付けるのではなく、それを説明し、クライエントの病の語りとすり合わせ、両者の間で合意する必要性が高まっている。

こうした心理療法の筋立ての説明は、上述したPTSDを例に取ると、次のように求められるだろう。クライエントは、被害体験が原因でさまざまな心理的な症状が生じているという病の語りをもつとする。それに対して、セラピストがヨガなどの身体的アプローチを導入し、身体的な治療・支援を行おうとすると、一部のクライエントには違和感が生じ、受け入れ難いかもしれない。しかし、クライエントが、以下の身体的アプローチの筋立てを理解したならば、どうだろうか。PTSDをもつ人々は、自分の感情や欲求など、内側から生じるシグナルに気づきにくくなっている。その麻痺状態は、短期的には脅威となるかもしれないことから注意を逸らせ、自分を落ち着かせる。だが、長期的には、実際に脅威から身を守ることを困難にし、ますます自分を傷つけてしまう。前述のヨガは、その最中の呼吸や感覚など、自分の内側から発せられるシグナルに注意を集中させるよう促す。PTSDを負う人々は、ふだん避けているこの種の注意をヨガで促されると、はじめのうち、混乱や抵抗をきたしかねない。しかし、セラピストの促しのもとで、無理なく時間をかけて進めると、この局面を乗り越えることが可能になる。その結果、目を逸らしてきた自分の感情や欲求に再びアクセスでき、ＰＴＳＤからの回復がもたらされる。この過程で、クライエントは自分の人生を自らの手に取り戻す、すなわち主体性を回復させる。もちろん、こうした説明は、クライエントの理解に応じて、平易かつ簡潔にする必要があるが、心理的な症状に身体的にアプローチする目新しい筋立ては、セラピストの説明によってクライエントに受け入れやすくなるだろう。

とりわけ、現代の病の語りの中でも、その原因や治療メカニズムについての筋立てを特徴づけているのは、脳科学をはじめ、生物学的な手法による心への接近であろう。その成果はメディアを通じて、流布している。そこでは、心の病の原因を、脳や神経細胞、さらには神経細胞間の情報伝達を担う神経伝達物質に求めようとする。ＰＴＳＤに対するヨガについても、内受容感覚（身体に基盤を置く微細な感覚）がヨガによって回復し、それに関連した脳の部位における活動の亢進が、画像診断によって確かめられている。現代の病の語りは、心理療法にこのような生物学的な筋立てやその説明可能性を求めている。

クライエントとセラピストとの間で、心理療法に関する情報格差が縮小すると、心理療法にクライエントを合わせようとするのではなく、クライエントに心理療法を合わせようとする動向が招かれる。実際に、近年は、心理療法の場を訪れるクライエントが、各種メディアから得た情報をもとに、自ら特定の心理療法を希望する場合が珍しくはない。また、そこまで心理療法の内実に通じていないまでも、どのように病が生じ、どのようにそれが治ると考えているかという病の語りを携えて、多くのクライエントは心理療法の場を訪れる。例えば、「現実的な行動を調整することによって治る」、「深く内省して気づきを得ることによって治る」、「セラピストによって励まされたり助言されたりして治る」、「鬱積《うっせき》した感情を会話で発散して治る」といった語りである[2]。こうしたクライエントの病の語りの個別性は、同様に多様な筋立てをもつ心理療法理論に対する選り好みをもたらすため、個々の病の語りを考慮することで、心理療法の効果を高められる可能性が指摘されている[10]。

心理療法の開始に先立ち、個々のクライエントの病の語りを可能な限りすくい取り、その個別性を活かそうとして、クライエントにアンケート（表5-2）に答えてもらう取り組みも始まっている。その背景には、クライエントの病の語りが多元的であり、「クライエントにとって何が最善か知りたければ、まずもってクライエントにそれを尋ねることから始めるべきである」[3]という信念がある。アンケートの質問項目を見ると、アドバイスがほしい、セラピストの意見がほしい、過去のことを話したいといった、自分の病が治るために必要と考える心理療法の筋立てを表す項目が並んでいる。もちろん、これらの項目への回答を聞き取ったからと言って、その希望をすべて叶えることは難しい。セラピストは、個々のクライエントに合わせて変幻自在というわけにはいかない。また、たいていは、セラピストの側にも、個々のクライエントの病

表5-2　あなたに合ったセラピーをみつけるためのアンケート

「担当セラピストには，どのようにしてほしいですか。」

テクニックやエクササイズをどんどん使ってほしい。	テクニックやエクササイズはあまり使わないでほしい。
セラピーの進行を引っ張ってほしい。	セラピーの進行は私に引っ張らせてほしい。
私の過去に焦点を当ててほしい。	私の未来に焦点を当ててほしい。
アドバイスをどんどんしてほしい。	アドバイスはあまりしないでほしい。
具体的な目標に焦点を当ててほしい。	ただ一緒にいてほしい。
私の感情に焦点を当ててほしい。	私の思考に焦点を当ててほしい。
私の強みや能力に焦点を当ててほしい。	私の弱みや問題に焦点を当ててほしい。
日常の現実的なことに焦点を当ててほしい。	深層に隠れていることに焦点を当ててほしい。
セラピスト自身のこともどんどん語ってほしい。	セラピスト自身のことはあまり語らないでほしい。

注. Cooper & McLeod (2011) Appendix B "Therapy Personalisation Form" より抄訳。評定方法は、両極の質問項目間での11件法。

に合った心理療法についての考えがある。したがって、こうしたアンケートの意義の一端は、クライエントの希望を叶えた心理療法を提供したかどうかという結果以上に、クライエントの病の語りを反映させることでクライエントに心理療法の進行へ積極的に関与してもらうプロセスにあるだろう。そして、心理療法のプロセスが、心理療法理論の筋立てのみによって決まるのではなく、それとクライエントの病の語りとの協同的な交渉によって決まることを、両者で合意するところに意義があるだろう。

5　おわりに

心理療法は、文化に蓄積された病の語りを活用しながら、その時代の人々の病に変化をもたらそうとしてきた。そして、病の語りは、心理療法の変化を促し、人それぞれの病に沿った心理療法をもたらそうとしている。つまり、心理療法という専門性だけではなく、あるいはそれ以上に、クライエントにこそ、病から回復する手掛かりがある。すると、「クライエントこそ専門家である[1]」という考えに至るだろう。

ただし、セラピストの専門性を高める必要性は言うまでもない。それぞれの病の語りに適合した効果的な心理療法を求める努力は、今後も求められる。欧米では、保健医療の領域で心理療法が行われる場合、公的な医療費や民間の医療保険の適正な支出が強く要請される結果、標準的な治療法として、特定の心理療法を認証しようとする社会的な要請が高まっている。日本においても、国家資格の公認心理師の創設に表される通り、心理療法などの心理支援の制度化が進むと、こうした要請がますます高まるだろう。しかし、標準的な心理療法とは、一群のクライエントへの効果が確かめられているという、いわば確率的な推論にもとづいている。その傍らには、こうした心理療法を望まない、もしくはふさわしくない一群のクライエントがいる。効果的な心理療法を追究する一方で、病の語りの個別性への配慮が求められよう。

さらに、日本の心理療法の現場には、病の語りを手掛かりにするための課題も多い。例えば、仮にセラピストがクライエントの病の語りを積極的に考慮した結果、自分では対応できず、他の心理療法機関に紹介すべきと思ったとしても、他の機関がどのような心理療法を行っているかは、情報に乏しい。心理療法の機関は、そこへ行ってみるまで、どのような方法が用いられているかわからないことも多い。専門家でさえ情報を得にくいのだから、ましてやクライエントが自分に合った心理療法を行う機関を探そうとすると、困難を極める。

こうした課題を克服するためには、心理療法を内側から探求するミクロな視点だけではなく、外側から俯瞰するマクロな視点も必要だろう。マクロな視点からは、心理療法が、ある地域に固有の象徴的癒しの形態、つまり、言葉、神話、そしてシンボルの儀礼的使用にもとづく治療の一つであって、その理論は科学よりも神話に似るとも評される[5][8]。神話や儀礼にも近い心理療法の内側に留まると、その効果を無批判に絶対視する危険が生じる。心理療法を絶対視せずに相対視するためには、人類学、哲学など、さまざまな学問領域に開かれた議論が求められ、諸領域を包括する人間科学は、そのためのプラットフォームになるだろう。

引用文献

（1）アンダーソン・H、グーリシアン・H（一九九七）．クライエントこそ専門家である：セラピーにおける無知のアプローチ．マクナミー・S、ガーゲン・K．J（野口裕二・野村直樹訳）『ナラティヴ・

セラピー：社会構成主義の実践』五九-八八　金剛出版

（2）Berg, A. L., Sandah, C.,Clinton,D.（2008）. The relationship of treatment preferences and experiences to outcome in generalized anxiety disorder（GAD）. *Psychology and Psychotherapy; Theory, Research and Practice.* 81, 257-259.

（3）Cooper, M., McLeod, J.（2011）. *Pluralistic counselling and psychotherapy.* Sage Publications.

（4）エレンベルガー・H（一九八〇）．（木村敏・中井久夫監訳）『無意識の発見：力動精神医学発達史』弘文堂

（5）フランク・J．D、フランク・J．B（二〇〇七）．（杉原保史訳）『説得と治療：心理療法の共通要因』金剛出版

（6）カタログハウス（二〇〇二）．『大正時代の身の上相談』筑摩書房

（7）クラインマン・A（一九九六）．（江口重幸・五木田紳・上野豪志訳）『病いの語り：慢性の病いをめぐる臨床人類学』誠信書房

（8）クラインマン・A（二〇一二）．（江口重幸・下地明友・松澤和正・堀有伸・五木田紳訳）『精神医学を再考する：疾患カテゴリーから個人的経験へ』みすず書房

（9）野村晴夫（二〇一六）．クライエント・ナラティヴと心理療法の多元性．『大阪大学大学院人間科学研究科紀要』四二、二五五-二七二

（10）Swift, J. K., Callahan, J. L.（2009）. The impact of client treatment preferences on outcome: A meta-analysis. *Journal of Clinical Psychology.* 65, 368-381.

（11）ヴァン・デア・コーク・V（二〇一六）．（柴田裕之訳）『身体はトラウマを記録する：脳・心・体のつながりと回復のための手法』紀伊國屋書店

参考図書

・クラインマン・A（一九九六）（江口重幸・五木田紳・上野豪志訳）『病いの語り：慢性の病いをめぐる臨床人類学』誠信書房

慢性の病をかかえた患者による語りにもとづいて、患者自身が病を物語化することの意義が論じられている。疾患や障害の診断に馴染んだ臨床家を、患者自身の語りに立ち返らせる。

・フランク・J．D、フランク・J．B（二〇〇七）（杉原保史訳）『説得と治療：心理療法の共通要因』金剛出版

心理療法の理論が科学よりも神話と近い関係にあり、その効果の源泉が、クライエントやセラピストなど、心理療法の関係者間における信念の共有にあることが指摘されている。心理療法を信じることと疑うことのバランスについて考えさせられる。

・マクレオッド・J（二〇〇七）（下山晴彦監訳）『物語りとしての心理療法：ナラティヴ・セラピィの魅力』誠信書房

クライエントが自らについて語り、セラピストと共にそれを語り直すという心理療法に共通するプロセスが、各種の心理療法を紹介しながら解説されている。さらには、このプロセスが、古来の文化的伝統に源を発していることを考証している。

第6章　薬と共に生きる
──一錠に詰め込まれた世界

モハーチ・ゲルゲイ

1　はじめに

高齢化社会に伴い、慢性病を患う人が世界中で年々増加していく中で、「病いと付き合う」ことは人間社会の暗黙の仕組みとなってきた。このような病気を当たり前としている現代社会において、薬と共に生きることは、健康と病気、そして正常と異常を行き来するという、人間の在り方を形作る重要な要素でもある。

学校生活から企業労働にいたるまで、現代社会は、感染症の治療や予防、血糖値や血圧の調整などを前提にして成り立っている。薬は単に病気を治すものではなく、私たちの日常生活にも深く組み込まれている。多くの人は睡眠剤を飲んで寝て、栄養ドリンクを飲んで仕事をし、また安定剤を服用して仲直りするかもしれない。米国では、痛み止めとして使われるオピオイド系の鎮痛剤による中毒は社会問題になった。日本では、中国からの観光客が日本製の漢方薬をお土産として大量に買うこともよく知られている現象である。逆に、日本で生活している私たちにとって、駅前のドラッグストアでシャンプーや食パンなどの生活用品の買い物を済ませるたびに、いつでも簡単に医薬品をカゴに入れられるほど薬は身近なものである。

日常だけではなく、薬は私たちの生死を分ける鍵ともなっている。例えば、アフターピルと呼ばれる緊急避妊薬は新しい生命の誕生を操作することで、家族計画にはもちろん、人口政策にも大きな影響を与えるわけだ。一方、オランダなどでは、医師が処方した薬を飲み、自らの命を絶つ人も少なくない。服部洋一が米国のホスピスを舞台とした『生きられる死』という本で論じたように、疼痛緩和や安楽死をめぐる社会運動もまた医療用麻薬という薬の使用や規制と密接に関わっているのである[3]。

そういった事情にかかわらず、私たちの薬がどこから来ているのかを聞かれたら、宇宙服のようなものに身を包み無菌室で厳重に作業をしている研究者たちの様子を思い浮かべる人も少なくないだろう。風邪薬から抗がん剤にいたるまで、医薬は単なる化学物質のかたまりというイメージが強いのではないか。しかし興味深いことに、病気を生きる毎日の生活に欠かせない薬剤は、意外に多様な人々の価値観や体験、悩みと知識を交えた産物としてでき上がるものである。

本章では、こうした薬と共に生きることを探求するために、医療人類学という分野の視点と手法を用いて、「病む」ことの多様な側面に焦点をあてて考察を行うことにする。人間は、さまざまな環境に適応してきたが、その過程で、宗教や経済などと並び、さまざまな医療体系を築いてきたと考えられる。医療人類学者は、これらの体系をそれぞれの社会の文脈に応じて、民族誌として描写すると同時に、病気や健康に対する人間の観念や行動を踏まえ、「医療的現象における文化の影響や相互作用について考察している(2)」。

以下はこうしたアプローチを柱として、薬が現代の人間社会にもたらす複雑な影響を浮き彫りにする。日本、ハンガリー、ベトナムにおける三つの現場で筆者が実施してきた比較民族誌的な調査を踏まえ、創薬が可能にする多種多様な人間とモノの動的な関わり合いを描くことで、社会全体が一つの実験室になる現状について考えたい。まず、日本の患者会を舞台に、慢性病の患者たちが薬との付き合い方を身につけるという過程を描き出すことで、薬を通じた人格と身体のつながりを述べる。第三節では、西ハンガリーで行われる臨床試験における地域社会と実験システムとの相互作用について紹介する。第四節では、筆者がフィールドワークを行っているベトナムの薬草園での地球と人間の関係を問い直そうとする草の根運動の例を紹介して、薬草を通じて人間と植物との共生について論じることにする。最後に、これらの事例を踏まえて、薬はどのように私たちの社会を「開かれた」実験室に変えていくのか、また、実験室はどのように社会を必要とするのかを考えたい。

なお、本章にて記載する患者会などの名称および全ての個人名は、自らの経験談を快く話してくれた人たちのプライバシーを保護するために仮名にしてある。

2　患者支援――服薬を身につける

さて、まずは長期に渡る薬物療養を必要とする人々の生活の中で、人間とその身体の関係がどのように問い直されるのかを、糖尿病の患者同士の交流においてみてみよう。

血液中の血糖が慢性的に多い状態を糖尿病という。自己免疫反応の異常やウイルス感染などによって引き起こされる、日本では比較的少ない1型糖尿病とは違って、2型糖尿病という糖代謝異常は、多くの人々の生活に直接に影響を及ぼす国民病である。二〇一九年現在、糖尿病は完治がほとんど望めない、一生付き合っていかなければならない疾患である。では、糖尿病と診断されたら、どう向き合えばいいのだろうか。専門家によれば、食事療法や運動療法などにより、厳密な血糖コントロールを非常に長期にわたり維持することが治療の鍵となる。しかし、セルフ・コントロールは必ずしも容易なことではない。高血糖値の状態が長く続けば続くほど、さまざまな合併症の危険が高まるので、血糖値の自己管理を可能にするためには、薬物療法の役割は極めて大きいとされる。逆説的に聞こえるかもしれないが、糖尿病と上手に「付き合う」ためには、薬を飲み続ける必要があるということだ[4]。

高齢化が進む日本では、現在、糖尿病などの慢性疾患のこうした薬物療法に注目が集まっている。例えば、インスリンという医薬品をみてみよう。ある程度以上の高血糖状態が続くと、日常的なインスリン注射が不可欠となる。そこで、一九八一年のインスリンの在宅自己注射指導管理料の導入をきっかけに、日本で初めて「在宅医療」という言葉が使われるようになった。これは、末期がん、高齢者、移動困難な難病患者などについて行われている訪問診療を中心とした現在のいわゆる「在宅医療」とは異なり、在宅で行う服薬や治療（在宅療法）の指導を医師が行うものである。厚生労働省が二〇一七年に行った患者調査によれば、在宅医療を受けた推計外来患者数は平成一七年（二〇〇五年）までほぼ横ばいであったが、平成二〇年（二〇〇八年）からは増加している[5]。医療費削減の手段として在宅医療を推進しようとする厚生労働省の方針や、訪問診療を必要とする患者の高齢化も影響しているが、遺伝子組み換えヒトインスリンなどの新薬開発や医療技術の向上の影響も無視できない。ところで、次の事例が示すように、自宅で行う治療は、代謝を病む人々が集まるという貴重な機会ともなるのである。

黒松の会は、東京都江東区の糖尿病を抱えている人々とその家族が集まる患者会である。一九九七年に地元の保健所で聞かれていた小規模な糖尿病ワークショップから始まり、私がフィールドワークを行っていた二〇〇七年頃にはおよそ二〇人のメンバーからなる小さな自助グループになっていた。血糖コントロールで悩む参加者たちが定期的に集まり、新しい治療法について学ぶ勉強会を開いたり、自らの病気にまつわる体験を話し合ったり、料理教室なども行っていた(8)。

例えば、春の花見会の前に、七人のメンバーが「食品交換表」という本を持ち寄って会長の村田さんの家で集まった。一人の女性が三種類の弁当を買ってきて、それぞれの中身を会員が囲んだテーブルの上に並べた。食材を一品ずつ量りにのせ、重さをメモに書き込み、それぞれのエネルギー成分を『食品交換表』にしたがって計算した。その結果を炭水化物やたんぱく質などのカテゴリーに分類した手作りの「カロリー計算表」という用紙の空欄に記した。翌日の花見で、このリストが弁当と共に会員に配られ、患者たちが服用している薬の効き方と食材の関係について患者たちが話し合っていた。

食後の薬をいつ飲めばいいのか、意見がいろいろと分かれた。弁当を食べると、血糖値が上がるので、早めに薬を飲むべきか。果物を食べる場合はどうか。アマリール（スルホニル尿素薬）という薬が処方されている柴田さんは、果物などのおやつを食べるときは、ご飯の量をいつもより少し減らすことにしていたが、しばしば低血糖を起こしたことが気になっていた。一方、原田さんはグラクティブ（DPP-4阻害薬）という新しい薬に変えてから、低血糖が少なくなったそうだ。なぜなら、この薬の効き方は、食べるときに腸から分泌されるインクレチンというホルモンと密接に関連しているからと、原田さんが仲間たちに詳しく説明していた。

患者会の場で、代謝異常を患う人々が、仲間たちと共に食べることを通じて、薬剤の専門知識と投薬の身体感覚を共有するということは、極めて新しい現象だと言える。血糖値が高い状態で日常を送るという糖尿病患者の場合は、自分の代謝のコツを身につけたうえで薬を飲み続けることが求められている。ハリス・ソロモンというアメリカの医療人類学者は、こうして自己の内外をつなぐ代謝が常に社会と身体を互いに関わり合わせることを「代謝としての生き方」（metabolic living）と呼ぶ[13]。

近年インターネットの普及と共に目立つようになってきた患者同士のこうした自助活動は、決して糖尿病の患者に限ったことではなく、多くの慢性疾患の患者にとって自らの病気と共に生きる世界を作り上げる機会でもある。医療社会学者の山中浩司は、「最近のようにさまざまな病気について報道され、製薬会社が消費者に直接処方薬の宣伝をするようになると、うつ病や、勃起不全症や、前立腺肥大など以前にはポピュラーでなく支援を求めにくかった症状も、いわば市民権を得るようになり、援助へのアクセスが容易になるかもしれない」と述べている[17]。

一方、患者たちが自分たちで集まる一つの理由として、年々増え続ける医薬品の種類や情報に伴う不安もあるだろう。アトピー性皮膚炎患者の自助グループの活動を描いた牛山美穂は、患者たちの活動が薬物療法への抵抗から始まったと記している[15]。いずれにせよ、薬を飲み続けるという自らの経験を話し合い、病気と付き合うさまざまなコツを共に学ぶ中で、いわゆる生物医学とは異なる、疾病になった「当事者たちの専門知識」（lay expertise）が徐々に形作られていくのである。

ある意味で、病む人は薬の飲み方を身につけることで当事者になるとも言える。

3　「治験」――薬剤を創る

薬の服用について、臨床医や看護師が患者の経験知を尊重し、患者の意見を優先することもあるが、本来、生物医学としてはそうした患者の実践知を求めない傾向にある。また前述のように、慢性疾患を病む人々は、医学の専門家ではなく、服薬している当事者同士で集まって連携を築いていくから、薬の専門知と経験知との間には多少隔たりが生まれることもあり得る。ともあれ、薬にまつわる人間関係は、必ずしも生物医学との距離として現れるものではない。

例えば、臨床試験というプロセスを考えよう。科学的根拠にもとづく医療（Evidence-based medicine; EB）とも言われる現代医療では、賛否両論はあるが、ある薬剤の効果を公に主張するために、大規模な臨床試験からの証拠が求められている。それゆえに、新しい薬を創る際には、「治験」（製薬会社主導で行う臨床試験）と呼ばれる実験が必要となる。研究室で開発されたある化合物が医薬品として用いられ、多くの患者の体を通じて薬剤としての効果を発揮できるようになるまでには、五～一〇年にわたって実薬と偽薬を比べ続けるという長い道のりが続く。治験は、通常三から四段階（フェーズI～IVと呼ぶ、フェーズが後になるほど大規模になる）に分かれており、健康な人や多様な患者に対して薬効を示し、また副作用が出ないことを確かめることがその主な目的である。このため、創薬は病気の人々の協力に頼るという仕組みが必須である。男性と女性、若者と高齢者、病人と健康者、日本人と白人など、治験のデザインに包含された人が多様であるほど、新薬の有効性に対する証拠は強化され、販売される医薬品の市場は拡大すると期待されている。

しかし、日本で販売されている薬の一部が、東欧やインドなどの治験施設支援機関で行われる臨床試験により有効性と安全性が確かめられていることはほとんど知られていないだろう。私たちの治療薬と命は、遠く離れた国々の被験者との関係を築くのである。次の事例において、こうした治験の現場における科学技術と地域社会との関係性を掘り下げてみよう。

西ハンガリーの小規模臨床試験施設であるコラーニ・センター（仮名）では、私が現地調査を行っていた二〇一〇年代前半当時、日本製の化合物二〜三件を含む、フェーズⅠからフェーズⅣまで合わせて年間二〇件前後の治験が実施されていた[7]。コラーニ・センターの主な施設はバラトン湖の北側に面した小さな町バラトンフレッド（Balatonfüred）内に二ヵ所あり、外来診察や入院診療、ラボ検査など臨床試験の機能を分担していた。この臨床試験施設は一九九〇年代前半の市場開放以降に東欧諸国に続々と進出した外資系製薬企業や周辺の地方病院とのネットワークを徐々に拡大し、多種多様な臨床試験への被験者を集めることができる施設としての地位を確立してきた。

フェーズⅡからフェーズⅣの治験の被験者は、周辺の医院や診療所、透析センターなどから募集されていた。この地方では、慢性関節リウマチや糖尿病合併症の専門治療を実施する機関は限られているが、コラーニ・センターから半径七〇キロ以内の家庭医と独自の協力体制をとることによって、多数の患者を試験対象とすることができた。これは、いわゆる大規模長期臨床試験、つまり多数の患者を対象として、長期間の薬物投与の効果を確かめる試験を実施するには理想的な仕組みであった。欧州市場を対象としている大手製薬会社としては、経済的かつ容易に臨床試験を実施できるというメリットから、欧州連合に加盟しているハンガリーなどの東欧諸国で市販後の臨床試験を行っている。西欧諸国ほどの医療体制が整っていない東欧諸国の市民からみれば、治験が日々の治療を補う重要な役割を果たしているという一面もあるのである。つまり、慢性疾患を対象とした数年にもわたる大規模長期臨床試験は、患者たちに最先端の医薬品へのアクセスを容易にする取り組みでもある。

では、もう一度治験施設のコラーニ・センターの話に戻ろう。ここで進行中の治験のひとつは、日本の製薬会社が主導して世界数ヵ国で実施された新しい糖尿病治療薬に関する多施設臨床試験の一部であった。製薬会社は、心血管事象の既往がある患者を対象とし、更なる合併症が起こるリスクを低下させるために、既に抗糖尿病薬として販売されている薬剤が効果的であることを裏付けたいと考えていた。三年間にわたる治験のあいだ、小さなクリニックで糖尿病や血管の異常に対する治療を既に受けている患者が無作為に二群に分けられた。第1群には実薬、比較のための「対照群」の被験者には、「プラセボ」と呼ばれる偽薬が投与された。さらに、両群の被験者は地域の医師のもとで以前から実施していた糖尿病治療をそのまま継続することができるものとした。つまりこの仕組みにおいては、個々の患者の経験は各医院の診療録にとどまらず、合併症を発症した患者と発症しなかった患者の対比として臨床試験のデータに含まれることになるのである。

その言葉通り、治験は病気を「治す実験」でもある。一方では、臨床での実験であり、他方では、社会の中での実験でもある。治験への参加者もその医師も、治験に参加していることは承知しているが、しかし、治験の期間中は、自分や自分の患者が治験の対象である薬剤を投与されているのか、それともプラセボを投与されているのかを知ることはない。これを盲検化と呼び、薬品への期待感や患者の振り分けにバイアスが生じることを防ぐ。盲検化のために、医師でさえも個々の患者の治療内容を知らされていないことが、医者と患者の間に、これまでになじみのない関係をもたらすこともある。さらに、人類学者のアドリアナ・ペトリーナが論じるように、治験は単に仮説を検討する手段だけではなく、医療財政が治験で処方される薬剤に依存することも少なくない。そこでは、どのように医薬品を分配し、誰を保健制度の対象者とするのかという医療政策の役割が問われており、何を実験とみなし何を治療とみなすのかという境界は流動的であるという[11]。

つまり、新薬を創り出すという過程は、科学実験の取り組みを実験室から社会そのものへ展開させ、病気と共に生きる私たちを、社会全体が実験室であるような環境に導くのである。

4　草の根——薬草を守る

最後に、私たちの治療薬の原料となる薬用植物を保存しようとする運動についてみていこう。舞台はベトナムの首都ハノイの中心部に位置している小さな薬草園である。薬草園を現場とするフィールドワークは、この地球と他の生き物たちと共生の中でこそ、人間の健康が保たれていることを常に思い出させてくれる。

前述のように、科学的根拠にもとづく医療において、私たちを脅かすさまざまな病気の治療は、人体の普遍的な真理に基づいている。生物医学の視点からは、私たちは、基本的には、同じ蛋白質からできており、同じ人体の構造を持っている。この考え方に沿って、次々と登場する新薬は、ある程度どこでも使えるように開発されている——日本でも、ハンガリーでも。自宅でも、病院でも。都会でも、森林でも。しかし、私たちの治療薬の原料を長年与えてくれていた森林は徐々に減少し、荒廃する傾向にある。

二一世紀の今日でさえ、何らかの形で天然物に由来するないしは植物を含む薬は市販薬の大半を占めている。(9) 微生物や植物などの天然資源から得られる化合物をはじめ、その体内への活性や吸収性などを改善するために植物の構造を改変した医薬品まで含めると、私たちが飲んでいる薬は多様な生命に支えられていると言わざるを得ない。

ベトナムでは、中国由来の「北薬」（*thuốc Bắc*）とベトナム由来の「南薬」（*thuốc Nam*）と呼ばれる伝統医学があり、西洋医学と併用され、公的な医療制度に取り込まれている。ここでは、「薬」と「医学」は同じである（つまり、「北薬」とは「北（中国）の医学」、「南薬」とは「南（ベトナム）の医学」という意味である）。さらに注目すべきは、「《北薬》と《南薬》の違いは、中国の薬草かベトナムの薬草か、という点が強調されることがほとんどで、《南薬》は生の薬草であることを特徴としている」ことである。[10] 医学の伝統を活かすには、単に、医学知識や理論といった医学に関わる文化を保存するだけでは済まない。薬草を持続可能な形で育てることがきわめて大切なのである。その舞台は自然と文化の複合体となっている薬草園である。

バイズーア（*Bãi Giữa*）は、ハノイ中心部を流れる紅河（ホン川）にかかる、植民地化と抵抗運動の矛盾を象徴するロンビエン橋付近の中州の島である。船上で暮らす日雇い労働者の貧民街の隣で開拓された農耕地で、「都市農家」が市から土地を借りて、農業を営む。島の中心部に広がるバナナ畑の奥には、ホームレスの人々が暮らしたり、橋の下では夕方になると麻薬の密売人たちが出てきたり、週末は島の先端の砂浜でヌーディストたちが集まったりする。

人類学者のアナ・チンは、原爆投下後に最初に生えてきた生き物と言われる松茸（松茸は栄養が乏しい乾燥した土壌を好む）を描いて、産業化社会の「廃墟」が、ある種の生物にとっての「オアシス」になり、そのオアシスがまた、ある種の人々にとって生活の糧となることを指摘した。彼女は、また、逆に最も豊かな自然が維持されるためには膨大な介入が必要なことも記している。

廃墟は私たちの庭（garden）となってきた。この荒廃した（「しなびた」）風景が私たちの暮らしを築いていくのだ。そこで最も希望に満ち溢れたオアシスの豊かな自然でさえ、巨大な介入のおかげで維持されている。(14)

バイズーアは、こうした比喩が適切な土地である。そこは、産業化社会から捨てられた廃墟であり、しかし、この廃墟を「オアシス」として生きる人々が集まり、そして、後で述べるようにその中で作られる薬用植物は、ハノイの成長に不可欠な富裕層の健康を支えているのである。

近所で野菜などを栽培する農家たちと違って、ホアン・ファットさんは島の唯一の薬草園を営む「医師農家」である。ファットは、ハノイ市街の学校でベトナムの伝統医学を学びながら、ここでは多種の薬草を栽培している。収穫した実りの一部を自ら加工し、勉強中に治療でも使っているが、大半は製薬会社に販売され、健康食品エキスの原料として利用されている。水はいつでも十分にあり、風通しが良い畑だが、土壌は決して薬草向きではないため、定期的に火入れを行って薬草耕作にふさわしい土地にしなければならない。畑の地代も年々上がり、理想的な状況とは言い難い。とはいえ、学校を卒業してからハノイで医院を開く夢を叶えるには、「この便利な場所でやり続けるしかない」と、ファットが言う。「薬草は人間の病気を治すものでもあるけど、同時に土壌をよくする効果もあるよ」とファットがさらに続ける。私は直感的に笑ってしまうが、近くのヨモギのような植物を指しながら、彼はその根の土壌に対する解毒作用を積極的に語る。財産のないファットにとって、薬草栽培の土壌を改良することは、一人前の医者になるための唯一の方法である。彼にとって土壌の解毒と患者の治療は表裏一体のような効果である。

実は彼の営みを支える重要なアクターがもう一つある。それはヴィエトハーブという、ベトナムの「社会的企業」制度に準じている、若手農業工学者や薬学者たちが集まって起業した小規模な医薬品メーカーである。彼らが掲げているビジョンは、ベトナム由来の薬草の栽培を商機として取り込むことである。全国にわたる現地調査活動を進めながら、山岳地帯の少数民族の薬草に関する知識と伝統を医師や起業家に提供する。薬草の保護活動を行う他の団体とは異なって、彼らの目的は薬草を分類し、保存することに留まらない。さまざまな薬用植物を実際にファットの庭のような畑に移植することで、植物の知識を次の世代に伝えることを実践しながら、さらに、それをきっかけに、新薬開発にも取り組んでいる。

例えば、あるプロジェクトでは、中央ベトナムで土壌の堆肥活性剤として活用される薬用植物をファットの庭で栽培してもらい、ベトナム国立薬物研究所（NIMM）と共同で植物と人間の「マイクロバイオーム」（微生物叢）の相互作用を調べる実験を行い、環境と身体の連続性の新たな側面を見出そうとしている。彼らの研究を分かりやすく説明する英語の論文を教えてくれるように頼むと、NIMMの若い研究者がある欧州の論文集を紹介してくれた。その序論では次のように書かれている。

今日、我々は、植物の表面や人の内臓組織に定着する微生物は、自然植生から農業生産や人間の健康にいたるまで、地球の形を作る上で大きな役割を果たしている、ということを知っている。[1]

このたった一文の中に、私たちは、微生物から地球全体にいたる広大な空間を見出すことができる。この一文は、人類が多種多様な動植物と共にこの惑星を生き、その未来を共に創っていくことを気づかせてくれるだろう。ファットとヴィエトハーブらの薬草を守ろうとする草の根活動は、こうして、地球環境の破壊と人間の病いの間の切っても切れない関係性に注目すべき時期に来ていることを示している。近年こうした事態を把握する理念として、公衆衛生では「プラネタリー・ヘルス」（planetary health：惑星の健康）という概念がしばしば用いられるようになってきた。[16] とりわけ、環境を犠牲にした人間の健康のための創薬は、持続可能ではないという主張である。

薬草園という実験場では、はたして、こうした持続不可能な関係性を改善できるのだろうか。これは次世代に残された大きな課題である。

5　実験社会を共に生きる

本章では、近年の医療人類学の成果を踏まえ、患者運動、臨床試験、そして薬草園の三つの現場において、「実験社会」の中に埋め込まれた薬剤の多様な現れ方について検討してきた。服薬の試行錯誤が、他の患者との共有経験を生み出したり、治験の場で地域社会の潜在能力が試されたり、また薬草園での実験栽培が草の根運動のきっかけとなるといったことは、科学と社会の新たな関係を示唆するだろう。こうした「実験社会」とも言いうる状況において、実験室と診療所、医療専門家と患者、中医学と生物医学などの異なる医療の伝統のつながりと緊張のあいだで、新旧の医薬品は無視できない役割を果たしている。

生物医学における医薬の重要性がますます強まり、多くの人々が日常的にさまざまな医薬品を摂取しながら生きるようになってくると、医療人類学やその近接領域では、医薬が重要な研究対象として浮上してきた。この新たな研究の潮流の中で、生物医学の臨床現場や人々の日常生活への医薬品の浸透、すなわち生の「医薬化」（pharmaceuticalization）が、認識的、政治経済的な変化と密接に関連していることが指摘されている[6]。こうして医薬をめぐる実験社会が人間の生のあり方にどのような影響を与えるのかを理解することは、人類学をはじめ、人間科学における喫緊の課題である[12]。

二一世紀に入り、多くの国が高齢化社会となり、地球規模での環境問題が顕在化する中で、科学実験の妥当性を高めるために、こうして常に変化し続ける社会状況に埋め込まれたデータが求められる。その結果、科学技術への市民参加の拡大や、多種多様なデータ処理技術の急激な進歩に伴い、科学実験の現場は実験室から社会へと浸透してきている。新薬の市販に先立つ臨床試験から、遺伝子操作による非特許医薬品の開発をガレージで目指すバイオハッカーたちの集団まで、私たちは科学技術をまさに実験として日常的に生きるようになりつつある。その結果、新しい科学技術やイノベーションが、予期せぬ形で公衆衛生や食物連鎖など、人間とその他の生き物の共生関係を地球規模で変化させていると考えられる。薬と共に生きるということそのものが、世界を変えていくことに結びついているのである。

引用文献

（1）Berg G., Grube, M., Schloter, M., Smalla, K.（2014）. The plant microbiome and its importance for plant and human health. *Frontiers in Microbiology*, 5, 5–6.

（2）池田光穂（二〇一四）．医療人類学．伏木信次・樫則章・霜田求（編）『生命倫理と医療倫理』二一四-二二三　金芳堂

（3）服部洋一（二〇一八）．医療用麻薬の活用――薬に埋め込まれた死生観 生きられる死――．『米国ホスピスの実践とそこに埋め込まれた死生観の民族誌』一三九-一七〇　三元社

（4）金森晃（著）・寺内康夫（監修）（二〇一五）．『糖尿病治療薬 使いこなし術』南江堂

（5）厚生労働省（二〇一八）．平成二九年　患者調査の概況、厚生労働省

（6）Lakoff, A.（2006）. *Pharmaceutical Reason: Knowledge and Value in Global Psychiatry*. Cambridge: Cambridge University Press.

（7）モハーチ・ゲルゲイ（二〇一七）．薬物効果のループ――西ハンガリーにおける臨床試験の現場から．『文化人類学』八一（四）、六一四-六三一

（8）モハーチ・ゲルゲイ（二〇一九）．病気と付き合う――慢性病の食事療法をめぐる民族誌的試論．森明子（編）『ケアが生まれる場――他者とともに生きる社会のために』二九七-三一四　ナカニシヤ出版

（9）中空萌（二〇一九）．『知的所有権の人類学 現代インドの生物資源をめぐる科学と在来知』世界思想社

（10）小田なら（二〇一六）．南ベトナム（ベトナム共和国）における伝統医学の制度化――華僑・華人との関わりに着目して．『東南アジア研究』五三（二）、二一七-二四三

（11）Petryna, A.（2009）. *When Experiments Travel: Clinical Trials and the Global Search for Human Subjects*. Princeton, N.J./Oxford: Princeton University Press.

（12）島薗洋介・西真如・浜田明範（二〇一七）．薬剤の人類学――医薬化する世界の民族誌．『文化人類学』八一、六〇四-六一三

（13）Solomon, H.（2016）. *Metabolic Living: Food, Fat, and the Absorption of Illness in India*. Durham, NC: Duke University Press.

（14）Tsing, A.（2014）. Blasted landscapes（and the gentle arts of mushroom picking）. In E. Kirksey（ed.）, *The Multispecies Salon*, 87–110. Durham, NC: Duke University Press.

（15）牛山美穂（二〇一五）『ステロイドと「患者の知」――アトピー性皮膚炎のエスノグラフィー』新曜社

（16）Whitmee, S. Haines, A., Beyrer, C., Boltz, F., et al.（2015）. Safeguarding human health in the Anthropocene epoch: Report of The Rockefeller Foundation-Lancet Commission on planetary health. *Lancet*, 386. 1973–2028.

（17）山中浩司（二〇一九）男性性と助けられること　渥美公秀・稲場圭信（編）シリーズ人間科学2『助ける』六九–八七　大阪大学出版会

参考図書

- 田辺繁治（二〇〇八）『ケアのコミュニティ――北タイのエイズ自助グループが切り開くもの』岩波書店

北タイのエイズ自助グループへの参与観察を踏まえ、互いの苦悩への共感と配慮から生命の維持と管理にかかわる社会性を捉える一冊。新しい薬を求める感染者たちの治療向上や情報交換における実践から、助け合いを共助するコミュニティの様子が浮かび上がる。

- 北中淳子（二〇一四）『うつの医療人類学』日本評論社

本書は、「うつ」という多種多様な症状の歴史的背景をたどりつつ、抗うつ剤を用いた治療に伴う医療化のプロセスを明らかにする。労働現場やジェンダー関係の変遷など、社会と共に変わっていく治療法の流動性が見えてくる。

- ビール・J.（著）、エスケロゥ・E.（写真）（二〇一九）（桑島薫・水野友美子訳）『ヴィータ――遺棄された者たちの生』みすず書房

ブラジル南部にある「ヴィータ」と呼ばれる保護施設を舞台に、福祉国家の縮減の中で取り残された人々の生活を敏感に描く民族誌。その軸をなしているのは、家族に捨てられ、多様な薬の過剰投与に苦しむカタリナという女性の生活史である。書末に付録している、彼女が執筆した「辞典」という詩集も、本書の魅力のひとつだろう。そこで、薬と共に生きるという本章の課題は次のようにまとめられている。「薬を与えられるだけの存在」。

第3部

「病」へのまなざし

第7章　病のイメージ
——「肥満」は病気ですか？

山中　浩司

1　はじめに

健康の時は、絶えず何かしら心に鞭うたれる衝動を感じてゐる。不断に苛々して、何か為ようと思ひ、しかも何一つ出来ない腑甲斐なさを感じてゐる。（中略）所が病気になると、かうした生活焦燥が全くなくなり、かつて知らない静かな澄んだ気分になれる。なぜだらうか？　病気は一切を捨ててしまふからだ。（萩原朔太郎[9]）

人も動物もさまざまな「病」にかかる。このことは自明であるが、しかしそれぞれの群れや社会において「病」や「病むこと」がどのように理解され、扱われるのかはよく調べなければわからない。とりわけ現代社会のような複雑な社会の中で「病」はさまざまな問題と関わっていて、えっ、なんで、というようなことにもしばしば遭遇する。本章では、人が「病む」ことが人間の社会でどのように扱われるのかを、主に医療社会学の考えに依拠しながら考えたいと思う。

(1)　病気の密かな喜び

子供のころに、病気で学校を休むという快楽の記憶を持つ人は多いのではないか。寝床でいつまでもごろごろして、食事ももってきてもらえて、勉強もしなくていい、突然ふってわいた幸運に感謝する。子どもでなくとも大人でも、いや昨今では大人になればいっそうこうした幸運を希求することがあるのではないか。就職した卒業生から、どこかで倒れないか、そしたら入院できるのではないか、仕事から解放されるのではないか、真剣にそう願っているという話をしばしば聞く。不幸にもこういうときに限って人は倒れない。その代わりに楽しい旅行中に倒れたりするのである。

人の幸福感は、年齢とともにU字型を描くという説がある。若い頃には生活の憂いも少ない、貧しくとも不幸だとは思わない、しかし、年を重ねるつれ、日々の仕事、競争、社会的義務に追われ、人の状況と自分の状況を比較することも増える。幸福を感じることも少なくなる。米国などでは仕事から引退すると急激に幸福感が高まるという。だから年を取ることは、幸福への確実な一歩なのである。病気も、少なくとも急性疾患の場合には、社会からの一時的な撤退である。診断が下って安心を得たとか、入院してようやく落ち着いたという話は身近でもしばしば経験するものである。これは病気がもたらす社会的義務からの免責効果によるものである。

(2)「病」と幸福

しかし、病人にとっての「病気」の効用はそれだけではない。朔太郎の随筆はさらに次のように続く。

病気の時ほど、人は寡欲になることはない。私に水とパンと新鮮な空気を与へよ。幸福は充分だとエピクロスが言つた。病気は、丁度さういふ寡欲さで、人をエピクロス的の快楽主義者にする。（中略）そしてこの安心立命に至る手段は、要するに欲望を捨て、義務感を去り、生活に対する一切の責任感をあきらめてしまふことにあるのだ。（前掲書）

社会的義務からの解放は、社会的競争による幸福、社会的欲望による幸福という生き方を遮断して、「水とパンと新鮮な空気」による幸福への入り口を提供する。末期がんを宣告されたある知人は、がんになると、生活の身近で些細な出来事に感動し、幸せを感じることができるとしみじみ語った。元気な時には見向きもしないことが、非常な趣で眺められる。朔太郎は、病床について、はじめて子規の歌が理解できたと書いている。

かうした子規の歌（中略）は、長い間私にとつての謎であつた。何のために、何の意味であんな無味平淡なタダゴトの詩を作るのか。作者にとつて、それが何の詩情に価するかといふことが、いくら考へても疑問であつた。所がこの病気の間、初めて漸くそれが解つた。私は天井に止まる蠅を、一時間も面白く眺めてゐた。床にさした山吹の花を、終日倦きずに眺めてゐた。実につまらないこと、平凡無味なくだらないことが、すべて興味や詩情を誘惑する。（前掲書）

欧米から輸入された自然主義やリアリズムは、日本では客観的な社会の描写にいたらず、私小説化して、日常の些細な出来事描写や著者の赤裸々な告白に堕してしまったと、高校時代、国語の教師が語っていたのを今でも覚えている。考えようによっては、日本版自然主義は病床文学への道を歩んだようにも見える。

ともあれ、私たちの生活には、社会的成功や社会的重要性のみを重視するマクロで公的な幸福追求とともに、そうした道を閉ざして日常の些事に目を向けるミクロで私的な幸福追求のバランスが必要ではある。でなければ、勝者は幸福を独り占めし、残る大半の敗者は不幸のうちに生涯を終えることになってしまう。それに、勝者でさえ、ずっと勝者でいることはないので、いずれは敗者の仲間入りをする。つまり、人類こぞって不幸になる。日本の若者は、諸外国の若者と比較して、昇進への野心が低いとか言われているが、それがそんなに悪いことかどうかについてはよく考えてみる必要がある。

2　「病気」にもいろいろある

(1)　「病」と「病気」とは同じではない

冒頭で、「病気」であることと、ある種の幸福や喜びとが関連していると書いた。また、このことは「病気」であることと、「社会的義務」や「社会的競争」との関係によって、こうした幸福や喜びが生じている可能性についても少しふれた。

もちろん、例えば、痛みや疲労や違和感を伴う慢性疾患を患う方からは、「病」は、ただ身近な幸福を感じるだけではない、もっと苦しく、切なく、どうにも耐えられない状況もあると言われそうである。子規の『病床六尺』にも「誰かこの苦を助けてくれるものはあるまいか、誰かこの苦を助けてくれるものはあるまいか。」(11)と、切実に書かれている。

しかし、苦痛や不都合は必ずしも幸福感を下げるわけではなく、また、その代償としての社会的義務からの解放だけがそれを補っているわけでもないように見える。幸福の研究でも、重大な病や障害の存在は必ずしも幸福感を下げないということが指摘されている。ダニエル・ギルバートという社会心理学者の本には、体が結合した双生児の多くは、体がくっついたままでいたいという願望をもっているという話が出てくる[8]。私は、これまで多くの難病の方の聞き取り調査をしてきたが、想像を絶する状況の方が、しばしば驚くほど快活で幸福そうに話すのを聞いて、考えれば驚きであるが、しかし、不思議に納得している。二〇一五年に、厚生労働省の研究班が実施したダウン症当事者と家族へのアンケート調査[10]で、「毎日幸せに思うことが多いですか」という質問に九割の当事者が肯定的に答えているという。このことは、マスコミでも話題になった。苦痛や不運が増えれば、幸福感が下がるかというと、そうでもないし、また、幸福感が高いからと言って、苦痛や不運がないとも言えないのである。

だから、社会的に認知されている「病気」、つまり、社会的な義務の遂行が困難で、その原因は本人の責任にはなく、本人のすべきことは病気の治療に専念すること、というような人の位置づけに関わるカテゴリーと、個人がそれぞれ経験する苦痛や幸福といった側面とは、関連しているけれども同じではない。

それに、社会的には「病気」と判断されながら、当人はそれに対応する経験をほとんどしていないということもある。高血圧、高脂血症、糖尿病、種々の依存症やある種の精神疾患など、本人が「病んでいる」という自覚がない「病気」は多い。ギルバートが例としてあげている、体が結合している双子の場合なども、周囲が考えるほど、当人たちは「病んでいる」とは思っていないのだろう。聞き取り調査でも、うかつにこちらが「病気」「病気」と言うと、「病気」

ではなくて、こういう生き方なんですよ、と諭されることもある。

逆に、本人は非常に苦しく、「病んでいる」と痛切に感じているのに、社会的に認められないケースも実は非常に多い。詐病ではないかとか、精神的なものだとか、性格だとか、さまざまに理由付けされて、「病人」の地位を与えられない。「一切をあきらめる」ことを許されない。これは、なかなかつらい状況である。義務や競争の世界で走り続けることを余儀なくされる。医療社会学などでは、「論争中の病 contested illness」（慢性疲労症候群や化学物質過敏症など、医学的な地位が不安定な疾患を指す）と言われて、社会的に認容されにくい病気の存在がクローズアップされている。

したがって、社会的なカテゴリーとしての「病気」や「障害」のイメージから、本人が経験している「病」を推測するのは難しいのである。英語では、sickness（病気）が前者、illness（病）が後者のニュアンスを表し、医療社会学や医療人類学では、両者を区別して考えている（ただし、sickness が、illness と、後述する disease の両方を包摂した概念とする考えもある）。

⑵　「疾患」という概念もある

さて、ややこしいのは、現代社会では、これに加えて「疾患 disease」という概念があることである。現代社会では、むしろ「病気」と言えば「疾患」のことを意味し、必ず「何の病気？」と聞かれる。昔の書物には、「病に倒れ」とか、「病床に伏せり」とか、書かれていて、いちいち、その疾患名が記載されていない。最近であれば、「がんで倒れ」とか、「心臓病のため」とか、「糖尿病の悪化により」とか、疾患名が書かれるだろう。何となく「病気で」というような言い方では収まりが悪い。「父は昨年来病に倒れ、闘病生活の甲斐もなく、一昨日未明に他界いたしました」などと葬儀の口上で言おうものなら、「何の病気でしょうね」と会葬者がざわつくだろう。「病気」一般のカテゴリーではだめで、医学的な疾患名が必要になる。

というわけで、世の中には身心の失調について、「病気」という社会的なカテゴリーと、個人が経験する「病」の経験と、そして医学的な解釈である「疾患」という、少なくとも三種の概念が存在することになる。

スウェーデンの研究者たちが、三五〇〇人のインタビューデータと病欠のデータを分析したところ、本人が何らかの「病」を患っていると認識する割合は全体の六七％あるが、そのうち、「疾患」として診断されているのは半数以下（三一％）にすぎず、また、その病気のために当該年に一四日以上の病欠を認められた人は六分の一（一一％）にすぎなかった。これら三つの状態が重なっている部分は全体の八％である。興味深いのは、「疾患」として医学的に診断されながら、当人は「病」とは認識していないケース、一四日以上の病欠が認められながら「疾患」として診断されていないケース、さらに本人も「病」とは認識していないケースも少なからず存在することである。[16]つまりは、三つのカテゴリーは重なる部分はあるが、相対的に独立したカテゴリーであるということだ。

そうすると、苦しくても病人になれないとか患者になれないとか、あるいは患者なのに苦しくないとか、病人でも患者になれないとか、患者だけれども病人ではない、等々、さまざまなケースがあるのである。

3　病気の王様

山中君、がんは病気の王様やで、どこの診療科に行っても、がんと言えば、真っ先に診てくれる
（故大村英昭氏の診療経験）

「病」と「病気」と「疾患」は、相対的に独立しているとはいえ、これらは密接に関連しており、しばしばこの関連性が当事者にとっては切実な問題を引き起こすのである。

例えば、医学的疾患名が、社会的なカテゴリーである「病気」のイメージに及ぼす影響は甚大である。現代社会でもっとも強いイメージを引き起こす疾患名と言えば、やはり「がん」だろうか。闘病記を専門とする「パラメディカ」という古書店で公表されている一九五〇年から二〇一四年までに出版された闘病記約三二〇〇件のうち、三分の一は「がん」の闘病記である。(15)希少難病などで、疾患名がほとんど知られていない病気を患う患者からは、ときおり、「がんな

らよかった」とか「がんならこうはならない」という声も聞かれる。

「がん」は、現代社会の代表的な疾患の一つで、しかもおそらくかなり特権的な地位を与えられた疾患である。困るのは、こうした特権的な「疾患」に由来するさまざまな社会的イメージが、ほかの「疾患」の処遇にも影響することである。例えば、「がん」といえば「闘病」のイメージが出てくる。なぜ「闘う」のか。作家のスーザン・ソンタグは、『隠喩としての病』という著書の中で、「がん」についての記述に戦争用語がいかにたくさん出てくるかと指摘している。[13]「がん」は患者の体を「侵し」、患者の正常な細胞は免疫力で「防衛」し、抗がん剤は、がん細胞を「叩く」とか、「兵糧攻め」にするとか言われる。こう言われれば、患者は「がん」と「闘わ」ざるをえないだろう。結核では、こうした戦闘的な態度は患者には求められず、むしろ安静にして、静養することが求められた。心臓病でも、うまく動かない心臓を「いたわり」こそすれ、「闘え」とは言われないのである。しかし、「がん」が現代社会の病気の代表になるにつれて、「闘病」という態度は、患者に求められる規範のようになり、これを放棄することは人生を放棄するかのような風潮が生まれている。それによって、個人が経験する「病」の経験も随分と変貌するし、また社会的な「病気」のイメージもずいぶんと変わるのである。こうした風潮には医療者が患者に対して暗黙のうちに期待したり、強要したりする行動もずいぶんと影響している。難病の人の話には、医療者から受ける道徳的な指図に傷ついたり憤慨したりする話がふんだんに出てくる。人間社会で「病気」になるには、「病」そのものからくる苦しさや苦痛以外にもたくさんの努力や態度が必要なのである。

4 「病気」とは何か

病気とは何かといえば、それこそ医者にきけばよいという答えが返って来るかもしれない。まさにその通りと言いたいところだが、しかしここに一つ重大なポイントが隠れている。というのは病気という概念自体、実は医学によってつくられたものではないからである。むしろその逆で、病気という概念によって医学がつくられたという方が正しい。（土居健郎[6]）

さて、それでは、そもそも「病気」とは何だろうか。個人が単に「病む」だけでは「病人」になれないとすれば、どんな場合に人は「病人」になるのだろうか。医療社会学では、「病気」とは、医療の問題であると宣言された状態を指す、と考えている。なんでもかんでも医療の問題にしてしまうことを「医療化 medicalization」と呼んでいる。この用語を使えば、「医療化」された状態が「病気」である。とすれば、要は「疾患」として医学的に構成された状態が「病気」であることになる。これはわかりやすい話である。つまり、お医者さんが決めるのである。前に述べたように、「疾患」と「病気」の概念は微妙にずれているので、実は厳密には同じにはならないのであるが、しかし、医学の権威がかつてないほど高まった現代社会では、たしかに、次第に「疾患」が「病気」と置き換わりつつあるとも言える。

ところが、話をややこしくして恐縮であるが、医学には何を「疾患」とすべきかという医学的基準はないと言われている。正確に言えば、医学には特定の「疾患」を構成する基準はあっても、「疾患」一般を構成する合意された基準はないと言われている。

たとえば、イギリスの代表的な臨床医学雑誌である英国医学雑誌（ＢＭＪ）には、何が「疾患 **disease**」で、何が「疾患でない **non-disease**」か、ということを医師や医学者に尋ねた調査が何度か報告されている。一九七九年、[4] 二〇〇二年、[3][12] 二〇一二年[14]にこの種の論文が出ている。何を「疾患」とみなすかということについて、医師や医学者の意見は驚くほど多様である。例えば、花粉症、胆石、高血圧、うつ病、色盲などを「疾患」とは呼ばないという医師や医学者は、たくさんいる。二〇一二年の調査でも、慢性疲労症候群、薬物依存、勃起不全、社会不安障害、などを「疾患」と考えない医師は多い。本論の主題である「肥満」を「疾患」と考える医師は二〇一二年の調査でも、実は少数派である。

医学には何が「疾患」であって、何が「疾患でない」かを決める基準がないのだろうか。フランスの科学哲学者ジョルジュ・カンギレムは次のように書いている。

客観的病理学なるものは存在しない。構造や行動は客観的に記述することはできるが、それらをなんらかの純粋に客観的な基準にしたがって「病理的」と呼ぶことはできない。客観的には、重要な指標がプラスであったりマイナスであったりする変異や差異が規定できるだけである。(5)

何らかの状態を「疾患」と見なすべきかどうかについての医学の統一的基準が存在するのかどうか、という議論には実はかなり長い歴史がある。そういう基準がありうるという議論は存在するが、現実に「疾患」と呼ばれている状態をそれですべて説明できるかというと、これはほとんど不可能なようだ。そうした定義に合致していて、実際に「疾患」と呼ばれているものもあるが、しかし、合致しないのに「疾患」と呼ばれている、合致しているのに「疾患」と呼ばれていない、などといった事例があまりに多いので、結局この種の議論は机上の空論になる。

「病理」と「生理」、つまり、異常な状態と正常な状態を区別する基準は非常に曖昧である。糖尿病をはじめ多くの病気が正常な生理的反応の過剰によって生じる。どこまで過剰になれば「病理」と判断するのかという医学的な基準は、結局個体がどんなことを経験すれば「病気」と言えるのか、ということに依存していて、純粋に科学的な判断では決定できないという。この種の議論は結局ぐるりと回って、現代社会の事実を指摘することに落ちつくようだ。すなわち、「疾患」とは医学的な管轄に属する身心状態のことを指すのである。科学哲学者のマーク・エレシフスキーは、次のように述べている。

もし、対応策が医療専門職の管轄になれば、それは医学的状態である。そうでなければ、それは医学的状態ではない。シンプルに言えば、ある望ましくない状態が医学的状態であるかどうかは、その社会における分業のあり方に依存するのである。[7]

5 「肥満」は病気ですか？

(1) 「肥満」を「疾患」と呼ぶこと

死亡率を高めたり重篤な病気のリスクを高める条件を「疾患」とすれば、男性であること、四〇歳以上であること、ヘルメットをかぶらずにバイクに乗ること、一日に六～八時間眠らないこと、適度なアルコールを摂らないこと、これらは「疾患」になるのか[2]？

「疾患」かどうかについて大きな議論になった最近の事例は、「肥満」についてのものである。「肥満」は、前世紀末から工業国の保健政策上の大問題となった。先進工業国ではもっとも肥満度が低い日本でも、ご存じのように二〇〇八年から通称「メタボ健診（特定健診・特定保健指導）」なる制度が登場し、お腹周りの長さは現在では健康状態の指標のように言われる。「肥満」と

「肥満者」をめぐる、社会的イメージや医学的意味づけの変遷については多くの研究があり、問題の歴史は長いが、いわゆる「肥満エピデミック（大流行）」なる用語が登場し、この問題が全世界的な問題として浮上したのは一九九〇年代以降のことである。この経緯の詳細については、別にゆずるとして、ここでは、「肥満エピデミック」ショックの結果、さまざまな医学・医療関係団体が、「肥満」を「疾患」と呼び始めたことについて考えたい。

「肥満エピデミック」議論の震源地の一つである米国では、米国医学研究所（ＩＯＭ），国立衛生研究所（ＮＩＨ），食品医薬局（ＦＤＡ）などの主要な機関は、一九九〇年代に「肥満」を「疾患」の一種として公式に認めている。他方で、公的医療保険機関であるメディケア＆メディケイドセンター（ＣＭＳ）は、比較的慎重な態度をとっていたが、二〇〇四年に、一九七七年以来保険適用マニュアルで踏襲してきた「肥満は病気ではない」という文言を削除したことで、肥満に関わるさまざまな治療、指導などの保険適用への道を開いたと言われる。最後に、米国医師会（ＡＭＡ）は、二〇一三年になってようやく「肥満」を「疾患」とみなすとする声明を出しているが、しかし、反対論を並記する異例の形をとっている(1)。

(2)　なぜ「肥満」は「疾患」なのか?

興味深いことに、なぜ「肥満」が一個の「疾患」であるのかという議論の多くは、医学的な議論ではなく、社会的な議論で構成されている。

このことが非常に鮮明に見えるのは、米国肥満学会が二〇〇八年に発表した報告書、「疾患としての肥満――肥満学会検討委員会による証拠と議論についての報告書」[2]である。

この報告書は、まず、「肥満」を「疾患」とみなすべき科学的基準は存在するのか、と問うて、生物統計学や進化機能論などの科学的議論を検討している。

生物統計学にもとづく疾患理論では、「疾患」を生物統計学上の一定の逸脱とみなすという考えが主流であるが、残念ながら、米国民の三分の一が該当する「肥満」を統計学的な逸脱とみなせるか、という議論でつまずいてしまう。「肥満エピデミック」議論が指摘するように、いずれ米国民の全員が「肥満」になる時代が到来すれば、現在の標準体重の人こそが「病理学的逸脱」とみなされるかもしれない。要は、多数派になってしまえば、「病気」でなくなるわけだ。

進化機能論では、「疾患」を一定の機能不全ないし機能的逸脱とみなす。この理論でいけば、過敏性大腸症候群などは、あきらかに大腸の機能不全状態を意味するが、しかし、米国衛生研究所（ＮＩＨ）は、この症候群を「疾患」とは認めていない。また、高血圧のように、それ自体では機能不全とは言えないが、重大な機能不全状態を招くような状態が「疾患」とみなされる場合がある。もしそうなら、「男性であること」「高齢であること」なども「疾患」と見なされるべきではないか。確かに、「男という名の病気」というような言い方は、しばしば医師や生物学者から聞かれるが、どこかの学会なり機関が、男性であることを「疾患」として認定したとは聞いていない。したがって、機能不全や機能障害、あるいはそれを引き起こす諸条件は、「疾患」を構成する要件としては、必ずしも必要でも、十分でもない。

この報告書では、続いて「法廷的アプローチ」なるものが紹介されており、権威ある機関が「肥満」を「疾患」と見なしているのかどうかが検討されている。しかし、これらの機関の権威は果たして、何が真で、何が正しいのかを保証するのか、といった問題が出てくる。学者は民主主義のルールで学術議論を決めることには躊躇する。多数派が正しいとは限らないと知っているからである。

最後に登場するのが「功利主義アプローチ」である。これは、医師にはなじみのアプローチである。あることをすれば、どのようなメリットがあり、どのようなデメリットがあるのか、両者を考量してメリットがデメリットを上回れば、それを採用する。治療方針を決めるときにも、新薬を承認する際にも、臨床試験の倫理的検討をする際にも、かならず出てくるのがこの議論である。

このアプローチによれば、「肥満」を「疾患」とみなすべきかどうかは、「肥満」に「疾患」というラベルを貼ることのメリットとデメリットの比較考量にもとづくべきということになる。

報告書によれば、その効果は次のようなものがあるという。

（一）肥満に対する公衆の理解と社会的スティグマ（社会的に不名誉とみなされること）への影響、（二）肥満予防プログラムへの影響、（三）肥満治療への影響、（四）保険適用への影響、（五）医学教育への影響、（六）消費者保護への影響、（七）法的手段による差別予防への影響、

（八）肥満研究と専門家の信頼性への影響。

これらを見ると、医学的研究によって明らかにできるものはほとんどない。医学者はインサイダーとして、医学領域で起こりうるこれらの社会的事象について、経験や勘によるなにがしかの予測を述べることは許されるだろう。しかし、このような予測を正当化する学術的な道具を医学はもたないと言える。むしろ、社会学、経済学、コミュニケーション学、福祉学などの社会科学領域の知識やデータが必要になるものばかりである。「肥満」を「疾患」と呼べば、社会の「肥満」イメージはどのように変わるのか、それは「肥満」にまつわる社会的スティグマを低減するのか、増幅するのか（当事者団体は、「疾患」はスティグマを増幅すると主張する）。「肥満」を「疾患」と呼べば「肥満予防」プログラムは、より大きな効果をもつのか、それともむしろ効果は下がるのか（薬物に頼る傾向が強まり、生活習慣改善意欲が低下するとも言われる）。「肥満」治療は、「疾患」に格上げされることでより効果的になるのか（おそらく、より多くの薬物と外科手術が用いられる、これが治療効果を上げると考えるべきかどうか）。保険適用はどうか（これはおそらく収載されやすくなるだろう、しかし医療資源は有限なので、ほかの疾患は影響を受ける）。医学教育で「肥満」の重要性はあがるのか（これもおそらく上がるだろう、しかし教育期間が変わらなければ他の領域ははじかれる）。ジャンクフードから消費者を保護するのに役立つか（これを主張する運動家は多い、しかし、他方では、肥満治療薬やダイエット薬物の副作用から消費者を保護するだろうか）。差別を予防しやすくするだろうか（当事者団体は、肥満者は「病人」とみなされ雇われなくなると主張する）。

　実際、医療関係団体の中でもっとも遅く肥満を疾患と宣言した米国医師会は、肥満を疾患と呼ぶことのメリットとデメリットについて、同じ項目を両方に挙げたりしている。例えば、肥満の「疾患化」は、「肥満治療薬の開発と承認への圧力」を高め、「予防プログラムは疾患としての肥満イメージによって切迫さを強め、より多くの資源を動員できる」としながら、他方で「肥満に対する薬物・外科手術的対応を強め、生活スタイルの変更の動機を弱める」ともし、また「体重偏重の行動様式のみを強化」するともしている[1]。

(3)　「肥満」は「病気」になれますか？

　さて、それでは「肥満」は「病気」だろうか。というよりも、「肥満」は「病気」になれるのだろうか。多くの医療関係機関や団体が「肥満」を「疾患」と呼び始めたことで、確かに、「肥満予防プログラム」が保険適用を受けたり、肥満治療薬の開発が促進されたりして、徐々に肥満の「病気」としての地位は上昇しているかもしれない。しかし、それでも、果たして人は「肥満」を理由に休職したり、欠席したりするものだろうか。「肥満」という病気を得ることで、「生活焦燥が全くなくなり、かつて知らない静かな澄んだ気分になれる」だろうか、今朝体重を測ったところついにＢＭＩが三〇を超えましたので、今日からしばらく家で休養します、と職場に告げるだろうか。

いや、休養なんかしてるから「肥満」になるんだ、もっと働け、運動をせよ、あまり食べるな、こう言われて、より多くの社会的義務を背負わされると考える方が自然である。実際、メタボ健診で指導を受ければ、真面目な人は、仕事帰りにフィットネスクラブで走るようになる。こうなると、私たちは、ある種の「疾患」は、社会的義務の免除どころか、より重い負担を病人に負わせるのだと考えなければならなくなる。この負担から逃れるには「痩せる」しかない。

6　おわりに

肥満の疾患化をめぐる議論を追いかけていると、「疾患」とは一個の社会的な診断、あるいは決断、あるいはもっといえば実験であるようにも見えてくる。ここに賭けられているものは、実に多様で複雑な事象である。個人が感じる幸福や不幸、社会での扱われ方、医学的な対応、産業や職業上の利害、国家財政など、「病」を経験する人には制御しがたい問題が横たわっている。朔太郎の「病床生活」のように、ただ「病む」ことは難しい。しかし、私たちの社会は、「疾患」や「病名」のラベルに関わりなく、「ただ病む」という空間をどこかに設ける必要もあるのではないか。

引用文献

（1）AMA（2013）. Is Obesity a Disease（Resolution 115–A12）, CSAPH Report 3–A13.（http://www.sugarshutout.org/AMA%20Report%20on%20Obesity.pdf（2018.4.12 閲覧）

（2）Allison, D. et al.（2008）. Obesity as a disease: a white paper on evidence and arguments commissioned by the Council of The Obesity Society. *Obesity*, 16, 1161–1177.

（3）Anon.（2002）. What do you think is a non-disease? *British Medical Journal*, 324, 7334.

（4）Campbell, E. J. M., Scadding, J. G., Robert, R. S.,（1979）. The concept of disease, *British Medical Journal*, 2, 757–762.

（5）カンギレム・ジョルジュ（一九七八）：（滝沢武久訳）『正常と病理』法政大学出版局

（6）土居健郎（一九七七）：心の健康と病気：『東京大学公開講座25 健康と生活』一八一－一九五 東京大学出版会

（7）Ereshefsky, M.（2009）. Defining 'health' and 'disease', *Studies in History and Philosophy of Biological and Biomedical Sciences*, 40, 221–227.

（8）ギルバート・ダニエル（二〇一三）：（熊谷淳子訳）『明日の幸せを科学する』早川書房

（9）萩原朔太郎（一九三八収録）：病床生活からの一発見：『日本への回帰』白水社

（10）厚生労働科学研究費補助金平成二七年度研究報告書『出生前診断における遺伝カウンセリングの実施体制及び支援体制に関する研究』（研究代表者 小西郁生）

（11）正岡子規（一九八四）：『病床六尺』岩波文庫

（12）Smith, R.（2002）. In search of "non-disease", *British Medical Journal*, 324, 883–885.

（13）ソンタグ・スーザン（一九八二）（富山太佳夫訳）『隠喩としての病』みすず書房
（14）Tikkinen, K. A. O., Leinonen, J. S., Guyatt, G. H., et al.（2012）. What is a disease? Perspectives of the public, health professionals and legislators. *BMJ Open* 2, e001632.
（15）闘病記図書館パラメディカ http://www.my-cancer.net/library.html（2020.1.15 閲覧）
（16）Wikman, A., Marklund, S., Alexanderson, K.（2000）. Illness, disease, and sickness absence: An empirical test of differences between concepts of ill health, *Journal of Epidemiological Community Health*, 59, 450–454.

参考図書

・ソンタグ・スーザン（一九八二）（富山太佳夫訳）『隠喩としての病』みすず書房

米国の作家が、自らのがん体験を下敷きとして、病がもつ社会的イメージについて書き下ろしたエッセー。結核とがんを中心に、それぞれの病気が社会の中でどのようなイメージで語られるのか、また、それが患者にとってどんな意味をもつのかをさまざまな文芸作品を素材としながら論じている。

・大岡昇平　編（一九八五）『日本の名随筆（28）病』作品社

著名な作家たちが、「病」について書いた随筆を集めたもの。萩原朔太郎や正岡子規をはじめとして多くの作家の体験が集められている。病の体験は、作家たちにとって不思議に貴重な体験であることがわかる。

・伊藤公雄・山中浩司　編（二〇一六）『とまどう男たち　生き方編』大阪大学出版会

男性であることが、身心の健康上のさまざまなリスクを抱えるという問題について、さまざまな論考が収載されている。日本の肥満問題についてもふれているので参照されたし。

第8章　人はなぜ病者の物語に感動するのか

野島　那津子

1　はじめに

『英国王のスピーチ』（二〇一〇）という映画がある。第八三回アカデミー賞で、作品賞、監督賞、主演男優賞、脚本賞の四部門を受賞した、いわゆる名作である。ストーリーは単純だ。後のジョージ六世で、吃音を抱えるヨーク公アルバート王子が、言語聴覚士のライオネル・ローグと出会い、ときに反発し合いながらも友情を育み、吃音の治療トレーニングに励む。その後、国王となったジョージ六世は、第二次世界大戦開戦という局面において、国民を鼓舞するための重要なラジオ演説を見事に務め上げ、喝采を浴びる、というストーリーである。ジョージ六世役のコリン・ファースの演技は、吃音者の苦悩をよく表しているとされ、クライマックスの威厳に満ちた演説シーンは、観る者の胸を熱くさせる。ジェフリー・ラッシュ演じるローグとの関係も、次期国王候補と一介の雇われ言語聴覚士、また治療される者とする者といった非対称的な関係性から、互いが互いの立場を尊重し、思いやる友情へと変化していく様が感動を呼ぶ。

この映画に文句をつける人はあまりいないだろう。なにせ、アカデミー賞受賞作である（アカデミー賞などたいしたものではないという人もいるだろうが）。コリン・ファースやジェフリー・ラッシュの演技も素晴らしい（彼らの演技は、たいていどの映画でも素晴らしい）。だが、ストーリーとして目新しいものはあるだろうか。否。主人公が「英国王」という特異な地位にあることを除けば、この映画は、病者がさまざまな困難を乗り越えハッピーエンドに至るという、お決まりの感動物語に過ぎない。

なんらかの病を抱える者が主人公の物語は、それぞれに趣向を凝らしつつも、結局は同じようなプロット——主人公が病気そのものや病気をめぐるさまざまな問題についての苦悩を経て、回復するにせよしないにせよ、あるいは死に至るにせよ、最後は笑顔で幕を閉じる——になるのはなぜだろうか。病気になった人は、はたして皆一様に苦難を乗り越え、笑顔を見せることができるようになるものなのだろうか。そもそも、そうした物語を見たり聞いたりして、人はなぜ感動するのだろうか。

『英国王のスピーチ』は、それ自体たしかに良質な映画であるかもしれない。しかし、そのプロットが、病者を主人公に据えた数多の感動物語と違わないことに気づくとき、作品の総体的な評価とは別に、右記のような問いが頭をもたげる。本章では、近年の「感動ポルノ」批判、哲学的物語論、ライフストーリー論の概観を通して、こうした問いに多角的に接近する。

2　感動する主体の生成装置

病者の感動物語について考えるにあたって、手始めに同型の問題を孕んでいると思われる、障害者の「感動ポルノ」とそれに対する批判について確認しておこう。

「感動ポルノ」とは、コメディアンでジャーナリストのステラ・ヤングが、二〇一四年四月にTED×シドニーで行った、「わたしはみなさんの感動の対象ではありません、どうぞよろしく」と題したスピーチの中で提示した言葉である。ヤングは、手がないため口にペンをくわえて絵を描く少女や、義肢で走る子どもなど、私たちがテレビや広告でよく目にする障害者像を「感動ポルノ」と名づけた。ポルノという刺激的な言葉が用いられるのは、ある特定の人々をモノ扱いし、それによってその他の人々が利益を得ていることを示すためである。つまり、「感動ポルノ」において障害者は、健常者に感動を与え、やる気を起こさせる慰みものとして描かれていることを、ヤングはユーモアあふれる語り口とは裏腹に、痛烈に批判してみせたのである。

こうした「感動ポルノ」は、日本では長らくおなじみのものであったが、批判的な目が向けられるようになったのは、二〇一六年八月に「障害者のための情報バラエティ」番組『バリバラ』（NHK・Eテレ）が、「検証！〈障害者×感動〉の方程式」と題して問題提起を行ったことが大きい。『バリバラ』では、ヤングのスピーチ映像を流した後、例年八月に放送されている『24時間テレビ「愛は地球を救う」』（日本テレビ）で描かれるような障害者像に疑問を呈した。

周知のように、『24時間テレビ』において、障害者は何かにチャレンジすること（例えば登山や遊泳）を求められる。困難に立ち向かい、目標を達成することそれ自体は、必ずしも悪いことではない。しかし、障害者がみな何かにチャレンジする必要もなければ、チャレンジしたところで周囲が騒ぎ立てる必要もない。『24時間テレビ』が「感動ポルノ」と批判されるのは、それぞれに多様であるところの障害者を、「健気に頑張る障害者」という、この社会において望ましく、またそうあるべきだとされる障害者像として映し出し、そうした障害者の姿に感動する主体を生み出し続けてきたからであろう。畢竟《ひっきょう》、「感動ポルノ」とは、もがき苦しみながらも、最終的には困難を乗り越えて笑顔を見せる障害者に感動する――しかもそれは自慰行為と同様に、目の前にいる他者のことはそのときもこれからも気にもかけず、自分だけが気持ちよくなる、すなわち他者を道具化して快楽を得る――主体の生成装置と言えよう。

このように、ヤングのスピーチや『バリバラ』による「感動ポルノ」批判によって、規範的で画一的な障害者像が、その多くが健常者であるところの観客の感動の対象として消費されている事態が、改めて浮き彫りとなった。しかし、こうしたことは障害者に限らない。同様の事態は、病者においても生じている。つまり、ある種の病人像が、多くの人々の感動の対象として消費され、そうした病人像に適合する病人だけが社会的に引き立てられる事態である。その病人像とは、前節にも書いたように、苦難を乗り越えた後に笑顔を見せる病人であり、障害者像とも重なるところが大きい。こうした病人像をばらまき、感動する主体を生み出す装置こそ、『英国王のスピーチ』のような病者の感動物語なのである。

3 物語とは何か

では、『英国王のスピーチ』のような物語がある種の病人像を呈示し、それに感動する主体を生み出すとして、そうした物語の一体何がそのようなことを可能にするのだろうか。このことについて考える前に、少し遠回りではあるが、ここでは、物語とはどのような構造でどのようにして成立するのか、また、そもそもなぜ人は物語を必要とするのかといった、物語を論じるうえでの基礎的な事柄について、哲学的物語論を中心に見ておきたい。

まず、物語の根幹であるミュトスについて説明しよう。ミュトスとは、ギリシャ語で物語、フィクション、神話などを意味し、しばしば「筋」と呼ばれるものである。アリストテレスは

『詩学』において、「行為のミメーシス（再現、模倣、演技）とは、ミュトスのことである。すなわち、ここでわたしがミュトスというのは、出来事の組み立てのことである」[2]と述べた。フランスの哲学者のポール・リクールは、ミュトスの特徴をよく示すとして、「筋立て」という訳語を当てている。[8]前述のように、ミュトスは「筋」と呼ばれることが多いが、それが「およその内容」という意味での「あらすじ」と同じでないこと、つまり、リクールが「筋立て」という訳語を当てた理由は、この後の本節の議論から理解されよう。

さて、ミュトスが出来事の組み立てであるならば、それは調和を目指すものでなくてはならない。リクールによれば、調和は、完結性、全体性（始まりと中間と終わりをもつこと）、適度の大きさという三つの特徴によって性格づけられる。これらの特徴は、ミュトスの時間性をあらわしており、物語と時間が分かちがたく結びついていることを示している。また、ミュトスにおいては、時間性だけでなく、あるいはそれ以上に論理性が重要である。すなわち、出来事の組み立ては、「挿話的な連続」（「Aの次にBが」）ではなく、「蓋然的、因果的連鎖」（「AであるがゆえにBが」）でなければならない。「筋立てることとは、結末から発端に、現在から過去に遡って、行動や出来事を因果性的に関係づけ、偶然的なことも蓋然的にすることである」[5]。このような筋立てによって、断片的で雑然とした行動や出来事に秩序が与えられ、私たちは、それらの連なりを物語として理解するのである。

まとめると、ミュトス／行為のミメーシスというのは、調和をめざしてもろもろの行為や出来事を秩序づけ、物語へと変換させるものであると言えよう。ただし、こうしたことは、私たちが日々の生活において、ごく自然に行っていることでもある。アリストテレスは、行為のミメーシスは人間の本性であると述べたが、それは、人間が、直接的な体験をそのままにしておくのは難しいということと関係しているのかもしれない。

　私たちの生においては、予想もしないことや、耐えがたいことが、それぞれの心をかき乱しながらも、それがいったい何であるのかは十分に把捉される間もなく、日々生じては消え去っていく。哲学者の野家啓一は、こうした御しがたい現実を「経験」にする——理解不可能なものを受容可能なものにする——ことに、物語りの機能を見て取った[7]（なお、野家は「物語」を「語られたもの」という実体概念、「物語り」を「語る行為」という機能概念として区別していることには注意されたい）。その野家が、物語りの機能を精緻に捉えていると評するのが、ハンナ・アーレントである。アーレントによれば、現実は「事実や出来事の総体ではなく、それ以上のもの」であり、いかなる方法によっても確定できない[1]。だが、物語にすることによって、いかんともしがたい現実と「和解」することはできる。「悲しみや喜びといった直接的体験を一つの理解可能な出来事として分節化し、それを耐えられるもの、すなわち自己の経験として受容可能なものとする」点、つまり「現実との和解」を生じさせる点で、物語りの機能には積極的な意義があることを、アーレントは認めるのである[7]。

　こうした議論から、ミュトス／行為のミメーシスは、たんに物語の合理性の基盤であるだけでなく、私たちが直面する現実を、なんとか語り得るものとして形象化させる可能性の基盤としても理解することができるだろう。それは、物語や自己が破綻しないために必要な、私たち人間にそなわっていると同時に、各々が生きる中で編み上げることを求められるような技法なのである。

ところで、リクールは、アリストテレスのミメーシス概念から三重の意味を取り出し、観客や読者における作品の創造的再形成という、ミメーシスのポイエーシス（創造）的側面を積極的に打ち出した(3)。リクールによれば、読み手において物語は、まずそれに先立った人間行為の象徴的な理解があり（先形象化）、そうした理解をもとにして行為を筋立て（統合形象化）、作品の世界を自己化させ、みずからの実存に適応させる（再形象化）というプロセスの循環によって、新たな意味世界を獲得していくところのものである。したがって、行為のミメーシスは、模倣や再現という訳語にまつわる受動的で二次的な仕方のみならず、観客や読者が現実世界とテクスト世界（作品（内）世界）を行き来しながら筋を作り上げるという、より主体的で積極的な仕方で理解される。行為のミメーシスは、「ミュトスの制作行為《ポイエーシス》」というわけである(8)。

こうしたミュトスの制作行為を可能にしているものの一つが、行為の象徴性である。行為は、文化的、社会的に意味づけられており、「つねにすでに象徴的に媒介されている(8)」。そうであるがゆえに、行為の象徴性は、ミメーシスを可能にするだけでなく、筋立てを通して行われる行為の評価や自己の反省によって、観客や読者みずからの行為の変容可能性を開くものとしても機能するのである。

しかし、行為の象徴性は、実際のところ、物語や行為のミメーシスを限界づけるものでもある。前もって意味づけられている行為のミメーシスを、慣れ親しんだ社会的・文化的文脈から離れて理解したり解釈したりすることは相当に難しい。そのため、作品の作り手と観客や読者の共通理解（物語を理解するうえで必要な、行為についての共有された背景知識）を超え出るような、象徴化が不十分な行為は、物語の合理性を脅かしかねず、物語の正当な理解として観客や読者に生じるところのカタルシスも、不発に終わりかねない。

こうしたことから明らかなように、いかなる物語も文化的・社会的影響をまぬかれないし、ミュトスの制作行為として読まれたり聞かれたりする物語は、どのような形であれ、観客や読者の期待を組み込んだものになろう。したがって、物語について考えようとするならば、物語の構成原理としてのミュトス／行為のミメーシスだけではなく、物語をめぐる社会的・文化的文脈にも思い至る必要がある。

4　モデル・ストーリーの陥穽

物語をめぐる社会的・文化的文脈について考えを進めるにあたって、ここではライフストーリー論を参照することにしたい。とりわけ、物語の社会的文脈への着目を促してきた社会学者の桜井厚に依拠しながら、前節冒頭の問い――病者の物語の何が人を感動させるのか――への回帰を準備する。

ライフストーリーとは、個人の人生や生活についての物語である。代表的な質的調査法としてインタビューがあるが、桜井は、とくにそこで生じる語りを、「個人が聞き手とのコミュニケーション過程をとおして過去の自分の人生や自己経験の意味を伝える語り」、すなわちライフストーリーと呼んでいる。このように、語りが語り手と聞き手の相互行為によって産出されるという方法論的視座を「対話的構築主義」という[10]。

こうしたライフストーリーを解釈する際に重要なのが、語りの社会的文脈である。というのも、ライフストーリーが、個人の人生や生活についての物語であるからといって、そのすべてが個人の特性へと還元されるわけではないからである。また、相互行為の場で語り手は、その場にふさわしい「動機の語彙[6]」（自身の経験を弁明し正当化することを可能にするような社会的に類型化された語彙）を利用して、語りが聞き手に受け入れられることを期待して語るものである。

そもそも、語りには語られる歴史的時機というものがある。戦争、差別、レイプなど、トラウマを形成するような体験はもとより、なんらかの体験を語ることができるようになるには、相応の時間や社会の変化を要する。また、個人が人生を組み立てたり個々の出来事を解釈したりする際には、彼／彼女を取り巻くローカル・コミュニティや全体社会の価値観、言説などが影響を与えるため、語りで用いられる語彙や表現は、そうしたものに限界づけられるし、他方で「動機の語彙」として積極的に利用されもする。「人間は、彼の外部にあり社会によって定められた基準点を参照する。そのうえ、個人的記憶の機能は、言葉とか観念などの用具がなければ発揮されないが、それらは個人が発明したものでなく環境から借用したものである」[4]。これは、フランスの社会学者のモーリス・アルヴァックスが集合的記憶論について述べたものであるが、桜井は「記憶」についてのアルヴァックスの考え方を「語り」に応用し、その社会的・集合的側面を見定めようとするのである[9]。

こうした物語の社会的側面を見定めようとする際に、指標の一つとなるのが語りの様式である。語りは、出来事の内容やそれらが関係する空間的な場所によって、三つのモードに分類され得る。桜井は、個人によって異なる「パーソナル・ストーリー」、地域や組織などのコミュニティに流通する「慣習的用語法」あるいはその中で卓越した地位を占める「モデル・ストーリー」、そして全体社会の支配的文化で語られる「マスター・ナラティヴ」という三つのモードを提示している。ライフストーリーは、一見するとパーソナル・ストーリーのようであるが、実際にはこれらの様式が複合的に用いられる[9]。

とくに、差別を受けてきた人々やマイノリティの人々の語りには、モデル・ストーリーが大きな影響を与える。というのも、モデル・ストーリーは、差別の現実を語ろうとするときには、そのコミュニティの成員の多くが参照したり引用したりするようなストーリーだからである。

例えば桜井が挙げるのは、一九六〇年代のアメリカ公民権運動における「ブラック・イズ・ビューティフル」やフェミニズム運動における「個人的なものは政治的なもの」、そして、ゲイ解放運動におけるカミングアウトを促すストーリーであり、これらは各コミュニティのモデル・ストーリーとして機能していた。(9) こうしたストーリーは、それまで語ることのできなかった人々が、体験を言語化し、コミュニティの一員として社会的アイデンティティを得るきっかけとなった。

右に挙げたモデル・ストーリーの例は、当時のマスター・ナラティヴに挑戦する対抗言説でもあった。当の時代において、モデル・ストーリーとは真逆のストーリーを提供していたところのマスター・ナラティヴは、各運動がある程度成功を収めることによって、変更を迫られるようになった。つまり、上記のスローガンやカミングアウトのストーリーは、コミュニティを越えて社会的に一定程度支持されることによって、マスター・ナラティヴへと横滑りしていったのである。マスター・ナラティヴは、「文化的慣習や規範を表現するストーリーであるとともに、ときにポリティカリー・コレクトな（政治的に妥当な）表現形態をとりうるストーリーでもある」(10) ため、モデル・ストーリーとマスター・ナラティヴの距離は、大きく隔たっていることもあれば、接近し同一化することもある。

ところで、モデル・ストーリーは、コミュニティにおいて卓越した地位を占める語りの様式であると先に述べた。モデル・ストーリーの多くは、何らかの生きづらさを抱える人々にとって、自分と同じ経験をしている人が他にもいるのだと気づいたり、自分の体験に言葉を与えたり、生きることを肯定したりすることを可能にするものである。換言すれば、モデル・ストーリーは、コミュニティ内の成員を勇気づけ、物語の生産を促すポジティブな力を持っていると言えよう。しかし他方でそれは、抑圧的な面があることに留意せねばならない。モデル・ストーリーがコミュニティ内で卓越した地位にあるということは、それがある種「正しい」語りとして、すなわちコミュニティのあるべき価値を体現する語りとして成員に強く支持されているということである。翻ってモデル・ストーリーに適合しないストーリーは、コミュニティ内では逸脱したものとして排除されたり、語ることを封じられてしまったりするということが生じ得る。つまり、ある種のモデル・ストーリーは、コミュニティ内において同一的な物語の生産性を高める一方で、物語の複数性や多様性を抑圧する側面があるといえる。

　こうしたモデル・ストーリーの負の側面は、モデル・ストーリーを語ろうとする語り手はもとより、コミュニティ外の聞き手の欲望とも関係している。語りが共同生成するという観点に立つ限り、聞き手はその語りを、あるいはその語りに欲望する主体としてかかわっているという点を過小評価することはできない。

　先の例で見たように、社会的に弱い立場にある人々のコミュニティにおけるモデル・ストーリーは、ときに反論の余地がないほどの「正しさ」を持つストーリーとして流通するが、それは社会的立場を是正するための政治的な駆け引きをともなっている。（とくにマスター・ナラティヴに横滑りするような）モデル・ストーリーは、社会の不平等や不正や理不尽さを暴露し、平等や公正や正義の実現に向けた重要な語りとして、コミュニティだけでなく社会全体においても価値を持ってしまっている。それゆえ、聞き手は、語り手のライフストーリーの中に、社会的にも学術的にも価値ある語り、すなわち、人生や生活を踏みにじられた経験や、そうした経験ゆえに社会的正義の実現を志向するような「正統派の」モデル・ストーリーを聞くことを、知らず知らずのうちに欲望してしまう。こうした聞き手の期待は、語り手にモデル・ストーリーを語らせるのに十分な要因となるだろう。

もちろん、「被差別者として苦しんだ経験」や「苦しみに真っ向から立ち向かった経験」や「語り手が人生で到達した境地」やその他教訓めいた語りは、先にも述べたように、社会的な不平等や不公正を訴えたり地位の向上を主張したりするうえで、またコミュニティの成員を勇気づけたりするうえで、それ自体聞かれるべき重要な語りである。しかし、そうしたモデル・ストーリーは、受難、克服、諦念などのエピソードを含んだ「社会的弱者の定型ストーリー」を聞きたいという、聞き手の欲望にも影響を受けて生じ得ることには十分に注意しなければならないし、モデル・ストーリーに沿わないストーリーは聞かれないばかりか、沈黙をも強いられてしまっている可能性は、常に考える必要があるだろう。

5　病者の感動物語の社会的機能

さて、大きな迂回を経てここでようやく当初の問い——病者の物語の何が人を感動させるのか——に立ち戻ることにしよう。病者の物語がどれも似たようなプロットになってしまうことは、第一節で指摘しておいた。そのプロットとは、病気になった主人公が、さまざまな苦悩を経て、回復するか病気に付随する困難を乗り越えるかして、笑顔で幕を閉じるというものである。主人公に何らかの困難がふりかかるプロットを「悲劇」と呼ぶならば、病者の物語は現代社会における悲劇の典型であろう（なお、悲劇はバッドエンドの場合もあればハッピーエンドの場合もあり、定義上、結末は悲劇を決定づけるものではない）。

悲劇とは、第三節で述べたミュトス／行為のミメーシスという原理を持ち、観客や読者にカタルシスをもたらすものである。つまり、悲劇は必ず観客や読者に感動を与えるものでなくてはならない。そのためには、ミュトスにおいて、運命の「急転」と真相の「発見」が重要である。それらは、主人公の運命を決定づけるものであり、観客や読者の心を揺さぶる最良の要素とされる[2]。病者の物語でいうならば、「急転」にあたるのが病気の発覚や病気による人生の暗転、そして真相の「発見」にあたるのが苦悩を経て回復したり病気をめぐる困難を乗り越えることで、何らかの境地に達したり人生の意味を見出したりすることであろう。こうした要素によって、観客や読者は、主人公が運命に翻弄されながらも立ち向かっていくさまを筋立てし、感動するのである。

　この悲劇の構造は、障害者の「感動ポルノ」にも通底していると思われるが、ここで、ステラ・ヤングが、障害者は特別な存在として見られがちだとスピーチで述べたことを反芻してみたい。ヤング曰く、障害者はただ生きているだけなのに、称賛されたり感動されたりすることがある。それは、障害者は死んだ方がいいとか「生産性」がないと言われたりするような、あからさまな差別よりはマシかもしれないし、むしろよいことだという人もいるかもしれない。しかし、第二節で述べたように、端的に言ってそれは「感動ポルノ」であるし、あからさまな差別の代わりに導入された新たな差別と言ってもいい。うがった見方をすれば、障害者を挑戦者や努力の人として過度に褒めたたえるような風潮は、障害者というのは健常者に感動を与えたりやる気を起こさせたりすることにのみ価値があるのであって、そうすることのできない、あるいはそうすることをしない障害者は、望ましくない存在として疎まれたり蔑まれたりするか、存在を不可視化されてもやむを得ないとするような考えを、積極的にではなくとも、どこか肯定的に捉えている気配がある。

　こうしたことは、病者の感動物語においても別の形で生じている。悲劇としての病者の物語では、主人公は苦悩の末に回復すればなお良いが、回復しなくても悟りのような境地に達したり、人生において新たな意味を見出したりすることが重要とされる。例えば、『英国王のスピーチ』で、主人公が演説後に喝采を浴びるシーンは、単に演説に成功したというだけでなく、吃音や吃音をめぐる困難を乗り越えて、主人公が人生の新たな地平を開いたことを表象している。こうした象徴的なシーンを含む病者の感動物語では、「悟りの境地に達した病者」像や「人生の新たな意味を見出した病者」像が呈示され、称賛され、祝福される。

しかし、現実において、すべての病者がこうした病者像に適合するようには思われない。悟りの境地に達することなく、また人生に新たな意味を見出すこともなく、困難は困難のままにあり、苦悩と葛藤の日々を送る病者はたくさんいるし、いて当然だろう。病者の生は、悲劇のストーリーにおさまらない、それぞれにユニークで多様なものである。にもかかわらず、悲劇としての病者の物語が反復され、ヒロイックな病者像が呈示され続けることには、健康な人間の欲望を満たすと同時に、社会が許容する病人の条件を示すという機能がある。つまり、病者の感動物語では、理想化された人間（苦難を乗り越えて何らかの境地に達する人間）が病者において体現されることで、彼／彼女が社会に包摂されるに値する人間――道徳的行為主体――であることを示しているのである。

道徳的行為主体とは、自らの人生に責任を持ち、それを果たさんとする人間であり、社会に適応しようとすることはもちろん、貢献しようとさえする者である。そうした人間へと生成変化する物語は、何らかの「有用性」や「生産性」が存在の条件のように喧伝されるこの社会において、非常に望ましいものであることは言うまでもない。いわんや、人々を感動に導き、その感動によって理想的人間としての病者像が承認されるところの病者の感動物語は、病者の社会的な位置づけや価値をも示しているのである。

6　おわりに

病者の感動物語は物語としてよくできているし、困難を乗り越えて何らかの境地に達したり、人生の新たな意味を見出したりすることは、悪いことであるどころかむしろ良いことだと思われるかもしれない。健康な人々だけでなく病者の中にも、かの物語に感動したり、そこから生きる力をもらったりしている人もいることだろう。それはそれでよい。本章で行ったのは、なぜ病者の物語が感動物語になってしまうのかを、あくまでも批判的に考えることであった。そのために本章では、障害者の「感動ポルノ」批判、哲学的物語論、ライフストーリー論の知見を手がかりに、上記の問いへの接近を試みた。その結果として、病者の感動物語は、悲劇の構造に与えられた苦難を乗り越えるというプロットが人々に感動をもたらすということ、そして理想化された病人像が呈示されることによって、かの人間が社会的包摂に値する道徳的行為主体であることを示すという、物語の社会的機能を指摘するに至った。

こうした病者の感動物語の特徴は、肯定的に捉えられ得る一方で、第四節でみたモデル・ストーリーの負の側面を鑑みれば、病者の多様な物語の生成を妨げ、病者を生きにくくさせてしまうとも言える。語りは「動機の語彙」を参照して行われるが、語られた物語もまた「動機の語彙」として、他の語りや物語に参照される。したがって、物語を豊かにしていこうとするならば、「動機の語彙」として利用可能な言説や物語のヴァリエーションを増やしていくことが重要である。そのためには、健康な人間に感動や教訓を与えるような生き方をしていない人々の語りや物語も広く聞かれる／観られるべきであろう。病者の物語は、困難を乗り越えて理想的人間に至ることを描く感動物語とは別様に仕立てられ得るし、仕立てられなければならない。

このように病者の物語を複数化・多様化していくには、新たな語りや物語に触れるだけでなく、『英国王のスピーチ』のような病者の感動物語を、改めて観たり読んだりしてみることも重要である。第三節で述べたように、ミュトスの制作行為とは、単に筋をなぞることではなく、現実世界とテクスト世界を往復しながら、読者／観客が創造的に筋立てを行うことである。たしかに、さまざまな制約――それらは筋立てを可能にするものでもある――ゆえに、ミュトスを自由に制作することは困難である。しかし、物語が他でもあり得るという可能性を問い続けることなしに、新たな物語の生成を素朴に期待することは、それこそ筋違いというほかないだろう。

引用文献

（1）アーレント・H（一九七七）（引田隆也・齋藤純一訳　一九九四）『過去と未来の間』みすず書房
（2）アリストテレス（一九六五）（松本仁助・岡道男訳　一九九七）『詩学』岩波書店
（3）グロンダン・J（二〇一三）（杉村靖彦訳　二〇一四）『ポール・リクール』白水社
（4）アルヴァックス・M（一九五〇）（小関藤一郎訳　一九八九）『集合的記憶』行路社
（5）久米博（二〇一二）『テクスト世界の解釈学――ポール・リクールを読む』新曜社
（6）ミルズ・C・W（一九六三）（青井和夫・本間康平監訳　一九七一）『権力・政治・民衆』みすず書房
（7）野家啓一（二〇〇五）『物語の哲学』岩波書店
（8）リクール・P（一九八三）（久米博訳　一九八七）『時間と物語I――物語と時間性の循環／歴史と物語』新曜社
（9）桜井厚（二〇一二）『ライフストーリー論』弘文堂
（10）桜井厚・小林多寿子編（二〇〇五）『ライフストーリー・インタビュー――質的研究入門』せりか書房

参考図書

・野家啓一（二〇〇五）『物語の哲学』岩波現代文庫

「言語論的転回」後において、また大文字の「歴史」が終焉した後において、「物語る」という言語行為の哲学的意味と可能性について論じた書。「物語論」ではなく「物語り論」である。

・坂部恵（二〇〇八）『かたり――物語の文法』ちくま学芸文庫

日本語で「かたり」に近い用語である「はなし」や「うた」との比較から出発し、和洋の文献を縦横無尽に扱いながら、「かたり」をめぐる基礎的な事柄を考察した書。

・桜井厚（二〇一二）『ライフストーリー論』弘文堂

ライフヒストリー、オーラルヒストリー、ナラティヴなどの類似概念を説明したうえで、ライフストーリーの考え方や方法を述べたもの。物語化されない語りについても丁寧に論じられている。

第9章 病と老化
――正常と異常の境界線

石蔵 文信

1 はじめに

私が循環器・心療内科を主に男性更年期外来を立ち上げて約二〇年になる。その間、多くの中高年男性の相談に対応してきたが、同時にその妻の体調不良にも注目してきた。多くの男性が真面目で几帳面、細かいところに気がつくなどで仕事のストレスからうつ状態になっている。これらは職場環境を調節し、休養や投薬などで改善するが、やはり自分の生き方の修正が一番大切である。そのような夫を持つ妻も、真面目で不平不満を口に出さない良妻賢母型だが、主に夫の上から目線、支配的な言動がストレスとなって体調を崩している。夫婦でカウンセリングや治療を行うと妻の体調不良が瞬く間に改善する。どうも夫の言動が原因だったようなので、私はこれを「夫源病」と名付けて出版した。その後は定年後の夫婦生活に関してさまざまな取り組みや啓発をしてきた。特に夫の昼食を作るだけで気を病む「昼食うつ」の予防に、中高年男性の料理教室を多数開催し、好評を得てきた。最近では高齢者医療の問題に関連して山中浩司（本書第七章）と「生き方・逝き方」に関する研究会を開催してきた。その中では胃ろうなどの終末医療のあり方に関して多くの専門家と論議した（参考図書1．2．3）。日本は医療が発達し、しかも健康保険制度が充実して安価でよい医療が提供される。それ自体は良いことだが、老化に伴うさまざまな問題に関して治療困難な状態でも「何とかなるのではないか？」と過大な期待を抱き、結局患者さん本人にもあまり有益でない苦しい治療になるばかりか、多くの医療費が使われることになる。社会保障費が毎年増加する中、政府の財源にも限りがあり、今後は医療をはじめとする社会保障費が制限される可能性がある。現に七五歳以上の医療費の自己負担を二割にするという論議がある。老化の過程で我々はどのように医療やその先にある死と向き合えばよいのかを考えてみたいと思う。

2　長寿は目出度いからリスクに

二〇一三年六月号の中央公論には「超高齢化社会という迷路：長寿は本当にめでたいか」と

いう特集がなされて、長寿を無批判に礼賛する社会に一石を投じた。実はこの前から「長寿社会はやばい」と感じてきた識者や政治家は多かったに違いないのだが、情報の受け取り手や票田として高齢者が多いためにマスコミや政治家がこの問題に触れないようにしていたのだろう。

しかし、二〇一九年になり生命保険会社が「長生きリスク」という宣伝をはじめた。問題は超高齢になると、年金だけでは足りずに貯蓄や資産を切り崩す必要があるが、それでも生活ができないリスクのために、超高齢（八五歳くらい）からもらえる原則掛け捨ての金融商品が注目され始めている。二〇一五年の日本人の平均寿命は男性が八〇・八歳、女性が八七・一歳だが、六五歳時の平均余命は男性が一九・五年、女性が二四・三年である。つまりこの金融商品を六五歳から購入した場合は八五歳以上まで生きないと損になるので、男性の場合はぎりぎりだ。平均余命はあくまでも平均であり、思いがけず長生きした時には安心な保険なのだ。残念ながら八五歳以下で亡くなった場合は損をするかもしれないが、ある意味お金の心配が要らないうちに天寿を全うしたと考えてもよいだろう。保険会社も商売なので、大きなリスクは取れない。掛け捨てで八五歳から支給という設定にしたと思うが、もしもっと平均余命が延びれば、保険会社の存亡にかかわる可能性がある。

そんな折に財務省などから、長生きした場合は年金が二〇〇〇万円程足りないという衝撃的な報告がなされ、大きな問題となった。しかし、そもそも年金は退職後一〇年程度で天寿を全うすることが前提で設計されている。一九六一年（国民年金導入時）の男性の平均寿命は六五・

三二歳、女性の平均寿命は七〇・一九歳なので、五五歳から支給された厚生年金を会社員男性は一〇年間、今も六五歳から支給される国民年金は披扶養女性らが五年間程度受給するような制度だった。一〇〇歳まで生きる人が多くなれば年金が破綻するのは当然である。その後、年金制度は改正されたが、超高齢化に制度が対応できずに、ごまかしながら支給年齢を徐々に引き上げて、早晩七〇歳以上でないと年金がもらえなくなる時代が来るだろう。

年金、つまりはお金の問題だけ考えても長寿はかなりリスクであると言わざるを得ない。それに医療費もかかる。日本は国民皆保険制度で高齢者なら一割負担、高額な医療費がかかっても数万円の負担で済むので今のところ安心だが、自己負担が徐々に増える可能性がある。健康は自己責任と考えている米国では年金が目減りしている上に、高額な医療費を負担しなくてはならない高齢者の生活はかなり大変で、医療費の支払いで破産するという話は珍しくない。その点日本は安心だといつまで悠長にしていられるのだろうか。実は年金と同様に医療などの社会保障費も負担が増えて破綻寸前なのだ。

３　夢の治療薬は高額

社会保障費が厳しい時に、超高額な薬や治療法が開発され臨床に応用され始めている。よく引き合いに出されるのはがんに対して免疫療法で抑え込むオプジーボという薬だ。当初は黒色細胞腫という稀な病気に適応症が取れたので、少々薬価が高くても大きな問題にはならなかった。しかし、適応症が拡大され医療費を圧迫するとの恐れから、定期的な改定の前に薬価を半額に下げられた。二〇一九年にはオプジーボの値段が安く思えるような超高額な白血病・リンパ腫治療薬：チサゲンレクルユーセル（キムリア）の一回あたりの価格が三三四九万三四〇七円と決定された。これはがんをやっつける細胞を人工的に作り出して、患者さんに投与するという新しいタイプの薬である。また、二〇一七年に認められた脊髄性筋萎縮症治療薬「スピンラザ」は、一瓶九三二万四二四円で最初の一年は五五九二万円、それ以降は年間二七九六万円の費用がかかると大きな話題になった。そして、二〇一九年五月には米食品医薬品局は脊髄性筋萎縮症の遺伝子治療薬「ゾルゲンスマ」の販売を承認したが、投与は一回で済むものの値段は二一二万五〇〇〇ドル（約二億三二〇〇万円）と発表され、米メディアは「世界一高い薬」と報じた。

このような薬が続々と登場して、今までは不治の病とされていた病気の治療に光明が見えてきたのは患者さんには朗報だ。いずれの薬も現在は適応とされる患者さんの数が少ないので、医療費全体に及ぼす影響は大きくないが、適応が広がった場合に治療を受けられる人をどのように選別するのかという問題も同時に浮上してくる。

４　高額治療薬だけではない諸問題が山積

このような高額治療薬は主に今まで治療が難しかった患者さんに適応されるので、恩恵を受けるのは高齢者よりも若い人が多いだろう。今後の人生を考えると若い人の難病を救えるならば皆で少々負担してもよいのではないかと私は個人的に思う。しかし、超高齢者が多くなったことで医療費が徐々に圧迫されていることも事実である。英国では人工透析開始の年齢制限があると言われているが、実際には抜け道があって多くの高齢者が人工透析を受けているようだ。米国は年齢よりもお金の問題が大きいようで、人工透析を長期間受けるくらいなら腎臓移植を受けたほうがコスト的にも安く済むので、移植が推奨されている。人工透析の医療費がほとんど公的支援で受けられる日本においては年齢や収入で人工透析が受けられないという心配をする必要はない。元気な高齢者が腎不全になって人工透析を受けることは否定しないが、数年寝たきりで意識も定かでない超高齢者の腎機能が徐々に弱って人工透析を開始するかどうかは、家族や医療関係者にとって大いに悩む事案である。

日本の医療費約四二兆円のうち人工透析関係の費用は約二兆円（五％）であり、かなりの割合を占める。そして、透析患者さんは毎年約五〇〇〇人以上のペースで増えている。これは高齢化と人工透析の技術や管理が進み長期間の透析でも長生きできるようになったことが関係している。このような観点から超高齢者などに人工透析を開始する問題が大きくなってきている。

二〇一九年三月には、東京の公立病院で人工透析を拒否した患者さんが死亡したことが大きな問題となった。書面でしっかりと意志を確認していたが、最終的にこの意思を撤回したかどうかが問題となったようだ。意識のある方ですら問題が起きるのに、本人の意思がしっかり確認できない寝たきりの認知症の患者さんの場合は判断に迷うだろう。医療関係者が日ごろから様態が悪くなった時の治療に関しては家族とよく相談して、書面に残しておいてほしいと伝えているにもかかわらず、実際に書面に残している人は極めて少ない。また、末期の治療に関してはある程度家族に話しているものの、積極的に語る人が少ないので、いざというときには家族が判断しにくいこともある。終末期の透析に限らず、人工呼吸や心臓マッサージなど、一時的には有効かもしれないが、むしろ超高齢者には苦痛になるのではないかと思われる医療をどうするかは大きな問題だ。我々医療関係者の多くは超高齢者に対する、救急・延命治療が本人を苦しめていることが多いように感じているが、家族から「できるだけのことはしてください」と頼まれると、後でもめ事になってはいけないと、無理な延命治療を行う医師も少なくはないだろう。

私の個人的な経験で恐縮だが、二〇一七年に実母が九二歳で他界した。数年前から高齢者施設でお世話になり、亡くなる一月前から食欲がほとんどなく、水分だけで過ごしていた。担当医から「終末期はどうされますか?」と聞かれたので「母は点滴やチューブが大嫌いですので、何もしなくて結構です」とお答えして、書面にサインした。さすがに寝たきりの母に確認することはできないので、日ごろの言動から同様の思いがあったと推察した。意識は朦朧としていたが、ある程度の会話はできていた。ある日、施設から「様態が悪いのでおいでください」との電話を受けて、すぐに駆け付けたところ、すでに亡くなっていた（医師ですので判断ができる）。本当に安らかな最期だったと思う。ある意味「うらやましい最期」だ。子供は私一人なのでもめることはなかったが、関係者が多く、しかも遺産などお金が絡んでいたら本人の意思が明確でない時は親族間でもめる場合が少なくはない。

5　高齢になると増える病気

最近「がんは万一の病気ではなく、二人に一人の病気です」とテレビで宣伝している。確かに。国立がん研究センターがん対策情報センターの二〇一四年データによると、生涯でがんと診断される確率は男性で六二％、女性で四七％なので二人に一人ががんになるという説明は間違いではない。しかし、表９-１のように三〇歳男性なら、一〇年後の四〇歳までにがんと診断される確率は〇・六％と非常に少なく、三〇年後の六〇歳でも七％である。二人に一人ががんになる年齢は概ね八〇歳前後だ。つまり平均寿命近くまで生きるとがんになる確率は高くなる。しかも、がんに罹患したからと言って全員ががんで亡くなるわけではない。年齢別の生存率は不明だが、がん全体の五年相対生存率は男性で五九・一％、女性で六六％なので、六割の方はがんになっても適切な治療を受ければ少なくとも五年は生きられるし、少し生存率は落ちるにしても一〇年生存率もそれほど悪くはない。高齢者はがんを乗り切っても、他の病気が原因で死亡する確率は高く、むしろ進行の遅いがんの場合は、最後は肺炎や老衰で亡くなる可能性が高いようだ。若い人のがんは一般に進行が速いので恐ろしいと考えられているが、高齢者に比べると罹患率は極めて低く、最近急に若者のがんが増えてきたわけではない。

高齢者の死因は概ねがんが多いが超高齢になると老衰や肺炎が上位になる。動脈硬化も進行するので心疾患や脳血管疾患による死因も増えるし、たとえ助かっても寝たきりになると肺炎や熱中症の危険性は高まるのは当然である。

心疾患や脳血管疾患の原因となるのは高血圧や糖尿病などの生活習慣病なので、ある程度予防することは可能だが、脳梗塞の原因とされる心房細動に関しては加齢の影響が大きいとされ、自分で予防するのは難しい。直接死因にならないものの、高齢者の大きな関心は認知症だろう。認知症にも生活習慣病をはじめとする多くの危険因子があるが、いちばんのリスクは加齢で、八五歳を超えるとかなりの方が認知症を避けることができなくなる。

このように年を重ねることによって起きる病気は多々あるが、治療をしたからと言って完全に治すことは困難であることは誰しも感じることだろう。命に関係なくても、少し肥満の方は腰や膝が痛んで、外出も億劫になり、ますます体重が増えるという悪循環に陥る。一念発起し

表 9-1　現在年齢別がん死亡リスク（2014）

男性

現在の年齢	10 年後	20 年後	30 年後	40 年後	50 年後	60 年後	70 年後	80 年後	生涯
0 歳	0.1%	0.3%	0.5%	1%	2%	7%	21%	41%	62%
10 歳	0.1%	0.4%	0.9%	2%	7%	20%	41%		62%
20 歳	0.2%	0.8%	2%	7%	20%	41%			62%
30 歳	0.6%	2%	7%	20%	41%				62%
40 歳	1%	7%	20%	41%					63%
50 歳	5%	19%	40%						63%
60 歳	15%	38%							63%
70 歳	29%								60%
80 歳									53%

女性

現在の年齢	10 年後	20 年後	30 年後	40 年後	50 年後	60 年後	70 年後	80 年後	生涯
0 歳	0.1%	0.2%	0.6%	2%	5%	11%	18%	29%	47%
10 歳	0.1%	0.5%	2%	5%	11%	18%	29%		47%
20 歳	0.3%	2%	5%	10%	18%	29%			47%
30 歳	1%	5%	10%	18%	29%				47%
40 歳	3%	9%	17%	28%					46%
50 歳	6%	14%	25%						44%
60 歳	9%	21%							41%
70 歳	14%								36%
80 歳									28%

国立がん研究センター　がん情報サービス（https://ganjoho.jp/reg_stat/statistics/stat/summary.html）より引用

表 9-2　年齢別死因（2009）

年齢

	1 位	2 位	3 位	4 位	5 位
60 ～ 64 歳	悪性新生物	心疾患	脳血管疾患	自殺	不慮の事故
65 ～ 69 歳	悪性新生物	心疾患	脳血管疾患	肺炎	不慮の事故
70 ～ 74 歳	悪性新生物	心疾患	脳血管疾患	肺炎	不慮の事故
75 ～ 79 歳	悪性新生物	心疾患	脳血管疾患	肺炎	不慮の事故
80 ～ 84 歳	悪性新生物	心疾患	脳血管疾患	肺炎	不慮の事故
85 ～ 89 歳	悪性新生物	心疾患	肺炎	脳血管疾患	老衰
90 ～ 94 歳	心疾患	肺炎	悪性新生物	脳血管疾患	老衰
95 ～ 99 歳	心疾患	肺炎	老衰	脳血管疾患	悪性新生物
100 歳以上	老衰	心疾患	肺炎	脳血管疾患	悪性新生物

（厚労省の統計より）

て整形外科で診察を受けて、リハビリを開始しても劇的に症状が改善するわけでもない。

6 キュアとケアの違い

Cure（キュア）とCare（ケア）は同じように治療と訳されるが、その内容には少し違いがある。より医療に近いのがキュアという治療で、介護の手当に近いのがケアと考えると大きな間違いはないだろう。早期のがんで根治可能な場合は手術や抗がん剤で徹底的にがんをやっつけようとするのがキュアで、その後に生活がきついときにお手伝いするのがケアという感じだ。末期のがんの場合は、ある人は徹底的にがんをやっつけようとキュアを望んで、成功率の低い手術やつらい抗がん剤治療などを受けると、残り少ない人生が辛いものになるかもしれない。しかし、根本的な治療はあきらめて痛みなどを軽くする治療、いわゆる緩和ケアを受けると比較的最後の時まで大きな支障もなく生活することができるようだ。

日本では六五歳以上を前期高齢者、七五歳は後期高齢者と呼ぶ。この呼び方にはかなり抵抗のある方も多いと思うが、私たち医療関係者からするとよくできた分類だと感じる。六五歳と言えば定年を迎えて、再就職も終わろうとする年齢で平均的な年金受給の年だ。年金の資源が危なくなった政府は六五歳支給を徐々に引き上げようと目論んでいる。よく考えると少し前までは六〇歳で年金を満額受け取れていたのだが、徐々に年金支給年齢が引き延ばされ、特例を除いて六五歳からの支給になった。そのために定年延長を企業に要請し、多くの企業は六〇歳で一度退職し、六五歳までは毎年更新の非正規のような仕事でかなり収入は減少する。あまりにも収入が減るので、ばからしいから退職して、いざ別の仕事を探しても条件はさほど良くない。一般に六五歳までは大きな病気もなくある程度仕事ができるが、能力的には若い人の七割ぐらいだろう。多くの人は家のローンや子供の学費が終わっているので収入が大きく減っても何とか生活できるが、結婚が遅くて子供が小さいとかローンが残っている人はかなり厳しいだろう。

さて、私の友人や先輩を見ていると六五歳くらいからいろいろ体に支障が出始める。一九五五年生まれの私も比較的体は元気だが、六〇歳前後に立て続けに網膜剥離を起こして手術を受けて、両眼とも人工レンズが入っている。手術により失明は免れたが、視力は低下してテニスの球が打ちにくくなった。その他は大きな病気はないが、テニスなどで痛めた関節や傷はなかなか治らない。友人も腰や膝の関節が痛んで手術をするが、元のように快適に動けるわけではない。

つまり六五歳から七五歳は比較的健康でも持病を抱えて、何とか悪くならないようにする時期だろう。キュアをしてもらいながらケアに移行すべき時期かもしれない。さて後期高齢者と呼ばれる七五歳以上になるといろいろな病気が噴出してくる。生活習慣病が改善されない人は心筋梗塞や脳卒中になる可能性が高くなるし、がんや認知症の発症の可能性は格段に高くなる。足腰が弱って、骨折や関節症で手術を受ける場合もあるだろう。心筋梗塞や脳卒中、骨折は確かに医学的な病気に違いないが、高齢化すると確実に増える病であり、健康に留意していても認知症になる可能性は高くなる。心筋梗塞や脳卒中はうまくいけば（？）いわゆる「ピンピンコロリ」と思う時間が少なく比較的楽に死ぬことができるかもしれないが、最近の高度医療にかかれば後遺症を残して救命される可能性もある。その後もしっかり管理しないと再度の心筋梗塞や脳卒中に襲われる。

私が良く推奨する「ピンピンコロリ」で死ねる病気は、心筋梗塞、脳卒中、大動脈りゅう破裂、致死性不整脈だ。致死性不整脈以外は生活の不摂生が続き、コレステロールや血糖値・血圧が高いとリスクが高まる。そのために我々医師は生活習慣の改善を口酸っぱく指導するのだが、特に症状がない患者さんは適当に生活しているようだ。心筋梗塞や脳卒中になって初めて事の重大さを知るのだが、後の祭りである。

生活習慣病（高血圧、高血糖、高脂血症、肥満）は死の四重奏と呼ばれ、恐れられているが当初はほとんど症状がないために患者さんの危機感は少ない。そして、心筋梗塞や脳卒中になってから〝しまった〟と思うのだが、時すでに遅く全身の血管が動脈硬化でボロボロになっている。そして一度病気を発症したら次から次へとさまざまな病に侵される。

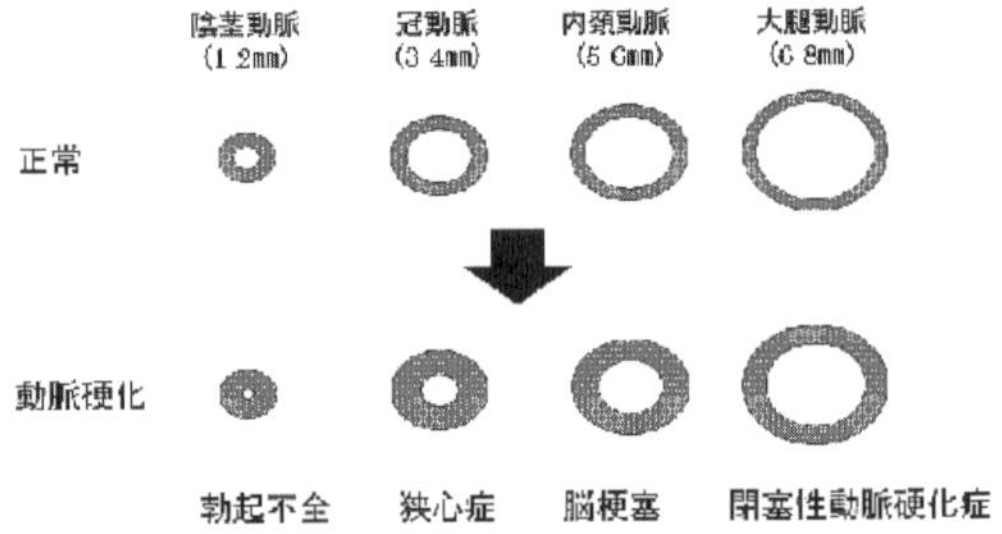

図9-1　硬化が細い動脈から発症するメカニズム

簡単な図でそのメカニズムを説明しよう（図9－1）。

当たり前のことなのだが各臓器に新鮮な血流を提供している動脈のサイズは違う。陰茎動脈の直径は一－二mm、心臓への冠動脈の直径は三－四mm、脳への内径動脈の直径は五－六mm、下肢への大腿動脈の直径は六－八mmである。図9－1のように徐々に動脈硬化が進むとまずは陰茎動脈の狭窄が顕著になり、男性では勃起不全を引き起こす。さらに動脈硬化が進むと冠動脈に狭窄が顕著になり、狭心症を発症する。時に完全に詰まると心筋梗塞となる。さらに動脈硬化が進むと脳の血流が障害されて脳卒中になりやすくなる。そしてついには大腿動脈の狭窄が進んで閉塞性動脈硬化症という、少し歩くと足がしびれるという病気を発症する。つまり勃起不全はさまざまな動脈硬化による病気の入り口とも言えるが、あまり関心が高くない。心筋梗塞を発症してしばらくすると、脳卒中、そして足がしびれるというのは関連する病気なので、ある時期からつるべ落としのように体が衰えていく。幸か不幸か途中で寿命となる人もいるだろうが、救命されると障害が残る。そうなると治療から介護が中心になり、七五歳以上に起こりやすい状態である。

7 若年者と高齢者の障碍は同じか?

生活習慣病の最後は突然死か障碍者になる可能性はかなり高い。しかし、同じように障碍者と定義しても生まれつき、または若いときの障碍者と生活習慣病の果ての障碍者とは違いがあるはずだ。法律では障害者とは「障害及び社会的障壁により継続的に日常生活又は社会生活に相当な制限を受ける状態にあるものをいう」と定義され特に年齢で区別はされていない。しかし、生まれながらまたは若くして何らかの障碍で社会生活が制限される方は多くの時間を障碍を持って暮らすことになる。一方高齢者は人生の大半を大きな問題もなく暮らしてきた。逆に自由気ままな生活で生活習慣病を発症したともいえる。乱暴な論客が「自業自得だから公的医療を投入するのはおかしい」という一つの根拠だろう。社会保障費が切迫する折に極論だが、そのように考える人がいても不思議ではない。しかし、人間とは弱いもので、病気になって初めて事の重大さに気がつくのだ。「自分だけは大丈夫!」という根拠のない自信で年を重ねた末に心筋梗塞や脳梗塞になる。多くの人は救命され、リハビリを開始するころには禁煙をして、食生活を改める。医療者からすれば「もっと早くから頑張ればよかったのに」と不思議に思うことがあるが、医療関係者ですら禁煙やダイエットができない人が少なくない。確かに自己責任という議論は否定できないが、健康に気を付けても認知症の予防は困難だ。規則正しい生活の上に、ジムなどで体を鍛えても、認知症の予防を確実にすることは困難なのだ。施設に入居する場合でも、体が丈夫な認知症患者さんは手間がかかるので受け入れが困難な場合がある。寝たきりになれば徘徊することはないが、自由に動けるといつも監視する必要があり、制止しようとすると暴力をふるって問題となる。

高齢になって生じる障碍にはキュアは難しく、ケアを中心に考えればよいのではないかと思う。そして、長い間自由な生活を享受してきたのだから、濃密な介護よりはそれなりの介護で我慢することも必要だろう。

8　社会保障費の限界で医療費は限定されるかも

高齢化で一番の問題は認知症である。認知症は主にアルツハイマー型、レビー小体型認知症と脳血管性認知症などに分類される。予防に関してはまだ有効な薬はなく、現在医療現場で処方されているのは主に進行を抑制するタイプである。進行が抑制されると言っても、目に見えて劇的な効果は少なく、逆に攻撃的になったなどの副作用も多く報告されている。そして、一番の問題は薬を服用しても個人的にも社会的にも大きな恩恵を感じないということだ。九〇歳の方の認知症の進行が少し抑制されることにどれほど意味があるのかと感じている人も少なくはないと思う。

そんな思いから二〇一八年からフランスでは副作用の割に効果が高くなく、薬の有用性が不十分だとの判断から、認知症の薬四種類が医療保険の適用対象から外された。二〇一五年に発表された慶応義塾大学医学部精神・神経科学教室の佐渡充洋助教と厚生労働科学研究の共同研究グループによる試算では、認知症の社会的費用は年間約一四・五兆円（医療費：一・九兆円、介護費：六・四兆円、インフォーマルケアコスト：六・二兆円）に上る。介護費は仕方がないにしろ、医療費の二兆円（全医療費の五％くらい）が無駄ではないかとの論議が起こってもよさそうだ。

さらに米ミネソタ大学公衆衛生学部の Mary Butler 氏らは「Annals of Internal Medicine」二〇一七年一二月一九日オンライン版で「認知機能の低下やアルツハイマー型認知症の予防に役立つことが科学的に証明された薬剤や方法は現在のところない」というショッキングな発表をしている。そして、多くの専門家が指摘するように「健康的な食事や運動習慣と積極的に社会的なつながりを持ち続けること」が大切である[1][2]。

認知症という巨大市場をターゲットに多くの製薬会社がしのぎを削っているが、米国研究製薬工業協会によると、一九九八年から二〇一七年までに承認された新薬はわずか四つであり、米国では一五年以上、アルツハイマー病の新薬は承認されていない。開発はしても思うような効果が得られずに治験で失敗した薬が同期間に一四六あるというから、認知症の新薬は四勝一四六敗ということになる。そして例え承認を得た薬といえども、貢献度が低いとみなされてフランスのように保険から外される動きもある。

経済が順調で高齢者が少ない時は社会保険費も潤沢だったが、現在の日本のように少子高齢化、低成長時代にあってはなんでもかんでも保険でカバーできなくなるだろう。特に多くの方が患う可能性の高い認知症の場合は病気を受け入れ、共存すること、すなわちケアを考えたほうが良いだろう。

9　手厚い医療制度が高齢者をむしばむ

二〇一九年六月に厚生労働省は「在宅療養患者では、平均処方薬剤種類数は六・五種類であり、六〇％が六種類以上であった」と発表し、「高齢者の服用には注意が必要な薬剤」のリストも公表した。先の二〇一八年には「高齢者の医薬品適正使用の指針（総論編）」というガイドラインをまとめて、医療機関に向けて、不要な薬の処方を減らすように求めた。このような背景には　二〇一二年に東京大学病院老年病科の研究で「六種類以上の薬を処方されている患者は、それ以下の薬しか飲んでいない人に比べて副作用が起きる率が急上昇し、およそ一〇～一五％も副作用が出やすい傾向にある」と判明したことがある。二〇一四年に大手チェーンの五八五薬局で調剤を受けた六五才以上の患者約一八万人を対象とした調査では、五種類以上の薬を処方されている人の割合は六五～七四才で二七・二％、七五～八四才で三六％、八五才以上になると半数近くにも及んだ[3]。

別の調査では、特別養護老人ホーム入所者の処方薬は平均四・九種類で、六種類以上処方されている人の割合が四一％、在宅療養患者の場合、平均処方薬は六・五種類、六〇％の人が六種類以上の処方を受けていた。

このように薬がどんどん増える背景は血圧やコレステロールの基準値がどんどん下がるために従来薬を飲む必要がなかった人も「病気」と判定されるようになったことが大きいようだ。老人施設でほとんど寝たきりで、食事もあまりとれない人が降圧剤や脂質改善剤を服用しなければならないのはおかしな話である。現役の時の薬の処方が延々に処方され、薬で血圧やコレステロールが下がりすぎて活気を失っている高齢者も珍しくはない。私の場合はできるだけ薬を少なくしようと心がけ、時にはほとんどの薬をやめたほうが元気になったという人もいる。高齢になると薬を排出する肝臓や腎臓の働きが低下して、少量でも予想以上に血中濃度が上昇することもある。健康保険で一割負担だと、少々薬代がかかってもあまり気にならないのも問題だ。このような場合は費用をかけて健康を害している可能性があり、全く社会保障費をどぶに捨てているようなものである。

10　社会保障費を増やすのは喫煙か健康か？

政府は社会保障費を増やさないためにダイエットや減酒や禁煙のキャンペーンを行っている。特に喫煙に関しては目の敵にされ愛煙家は肩身の狭い思いをしていることだろう。しかし、禁煙で本当に社会保障費は少なくなるのだろうか？確かに喫煙は多くの病気のリスクファクターとなっている。厚生労働省の「喫煙の健康影響に関する検討会報告書（たばこ白書）案」によると日本では、自らの意思で吸う能動喫煙により年間約一三万人、他人が吸うたばこにさらされることによる受動喫煙で同約一万五〇〇〇人が死亡していると推計されている。喫煙者の病気のうち、肺、口腔《こうくう》・咽頭《いんとう》、喉頭、鼻腔・副鼻腔、食道、胃、肝臓、膵臓《すいぞう》、膀胱《ぼうこう》および子宮頸部の各種がん▽脳卒中、虚血性心疾患、腹部大動脈瘤《りゅう》などの循環器疾患▽慢性閉そく性肺疾患（COPD）などの呼吸器疾患▽2型糖尿病▽歯周病――などが、喫煙との因果関係は「確実」と判定された。受動喫煙者でも肺がん、脳卒中、虚血性心疾患のほか、小児のぜん息などとの関係も「確実」であると判定されている。このように多くの病気の原因となる喫煙は健康に悪いのは間違いないが、禁煙をすると社会保障費が減るのではないかとの論議は少しおかしい。確かに、ある時期の喫煙者の医療費は非喫煙者に対して多いが、一生で考えると高くはなく、むしろ低いかもしれないという論文もある。医療費は変わらないかもしれないが、喫煙者の寿命は一〇年ほど短いので、医療費以外の社会保障費は確実に少なくなる。さらに喫煙者はたばこ税を払って、非喫煙者より国に貢献しているので喫煙者が社会保障費を多く使っているというのは「根拠のない迫害」である。

逆にたとえ健康で長生きし、医療のお世話にならなくとも年金という社会保障費にはかなりお世話になる。年金は自分が払ったものだからもらう権利はあるという論理は定年後一〇年くらいまでは通じるが、それ以降は今の現役世代のお世話になっているという気持ちが大切だろう。誰しも他人の迷惑にはなりたくないと思って、健康などに気を付けるが、健康でも不健康でも誰かのお世話になることは間違いない。

11 健康寿命はもうあまり伸びない

暴飲暴食で病気になる人、何らかの理由で生活保護を受給する人は「ずるい人」なのだろうか。社会保障を受けないと損、受けているのが得との意見が多いようだが、医者の立場からするとちょっと違うような気がする。社会保障制度の設計は、病気や高齢になった時に最低限の生活を保障できるようにするという考え方にもとづいている。つまり、そのような制度をあまり使わない生活が幸福な人生であって、使わざるを得ない生活は辛いものである。誰も病気になりたくて暴飲暴食を続けているわけではなく、私は大丈夫との油断なのだろう。

二〇〇〇年に世界保健機関が平均寿命から日常的・継続的な医療・介護に依存して生きる期間を除いた期間を健康寿命として提唱した。寿命に対する健康寿命の割合が高いほど、医療費や介護費の削減に結びつくということで重要な政策目標にしている国も多い。確かに健康寿命は少しずつ伸びているが、平均寿命も延びているために非健康で過ごす時間はあまり変わらないし、健康寿命はこれ以上大きく伸びないのでないかとも考えられている。不健康になってからも日本の医療や介護レベルが高いため、またエアコンなどの環境整備が整っているために予想以上に長生きができるのだ。

不健康で長生きするということは、誰かのお世話になる必要がある。自宅ではパートナーや子供が介護し、施設では職員に世話をしてもらう。しかし、自宅の老々介護では介護に疲れた心中・殺人事件が、施設では職員からの虐待が頻発している。殺人や虐待などあってはならないことだが、一日中訳の分からないことを言ったり、時には暴力をふるったりする超高齢者を長時間介護すると、介護者の精神状態までズタズタになり、悲惨な事件に発展しても何ら不思議な事ではないだろう。

夏場で少し空調が効かない、冬場でインフルエンザが流行ると大量の死亡者を出す施設がよく報道されるが、本当にとんでもないことなのだろうか。少しの温度差や感染で亡くなるのは、自分の調節力や免疫力が著しく低下し、それに備える体力もないためだろう。かなり乱暴な言い方かもしれないが、健康寿命があまり伸びないのであれば、寝たきりなどになった時に備えてどのような最期を希望するかという終末期の希望をしっかりと医師や家族に示すことが大切だろう。そのような生前の意思（リビングウィル）が不明瞭だと超高齢で安らかに旅立とうとするときに救急病院に搬送され大変な目にあわされるかもしれない。

12　自分が亡くなることの不安を和らげるために

誰しも自分の存在が亡くなる〝死〟に慄き、不安を感じるのは当然だろう。亡くなるというのは敬語だそうだが、どうもそのあと何もないかのように感じて不安になる。他界や逝去（死去の丁寧語）にはどこかわからないけど次がありそうな感じがする。往生という仏教用語も現生を去って浄土に生まれ変わるという意味があり、少し安心感がある。

死への不安を和らげるためには、その先がぼんやりあることや、現生に自分の足跡を残すことが大切なような気がする。最近ではこれをかっこよく〝レガシー〟と呼ぶ。各国のリーダーが在任中に後世に評価される政策を打ち立てるのがレガシーのように思われるが、一個人でも足跡を残すことができる。一番わかりやすいのが子孫を残すことだろう。多くの生物は自分の遺伝子を残すために命がけで生殖行動をする。おそらく自分の寿命が短いのを知って次に遺伝子を残すことに情熱を注ぐのだろう。多くの動植物は子孫を残すためにいろいろと進化してきたと言っても過言ではない。

おそらく子供や孫のいる方はそれがレガシーなので、逝きやすいかもしれない。子孫を残すことのできなかった人にとっては自分の長生きにこだわるかもしれないが、それには限界がある。子供がいる人、いない方ともに後世に何か残すものを考え、実行すれば死への不安感も和らぐかもしれない。子供がいない方でも、地域で子育ての活動に参加することで、若い人の記憶に残るだろう。若い人達のために役立つことをすればそれがレガシーになる。同年代に対して色々な社会活動をするのもよいと思うが、後世に残るという点においては自分より若い世代に役立つことをすればどうだろう。私は幸運にも子供や孫に恵まれ遺伝子を残すことができたが、社会的には保育園のボランティアをして若い両親や子供たちの記憶の片隅に少しでも残ればよいかなと思っている。高齢になるとどうしても自分の体調を気にするだろうが、もう少し視野を外に向けて若い人たちのために何ができるかを考え、実行することで自分の老いから終末期の不安が少し和らぐのではないかと思う。

13　私が考える理想の最期

多くの人は安らかに死にたいと願っている。そのために苦しむ時間が少ない突然死、いわゆるポックリ死を願うわけだが、本章で紹介したように多くの突然死は乱れた生活習慣を続けた結果である。そして、心筋梗塞や脳卒中を発症しても突然亡くなるわけではなく、救急病院に搬送されると救命される可能性は高い。全く後遺症を残さないこともあるだろうが、大概は心不全や半身まひなどの後遺症が残り、その後も動脈硬化が原因のさまざまな病気に苦しめられることになる。ポックリと突然死するのも悪くはないが、終活をしっかりしておかないと後でもめることになるどころか、ＰＣや机から人に見られたくないものがぞろぞろ出て来てしまい、親族の顰蹙《ひんしゅく》を買うことにもなりかねない。

一昔前なら「がん」は不治の病と恐れられていたが、今や早期発見と最新の治療法で完治したり、延命できたりすることが多いので特に高齢者はそれほど恐れる必要はないだろう。それでも昔のイメージがあるので高齢者には気楽に受け入れがたいだろうが、かなり進行していても最後の一月前くらいまでは比較的普通の生活が可能である。おおよその死期がわかっているので準備もしやすいというメリットもある。徐々に弱っていくかもしれないが、生活習慣病からの心筋梗塞や脳卒中で寝たきりになった場合と同じように延命などの無理な治療はできるだけ避けるように意思を明確にすることが大切だろう。

老衰という死に方は理想に近いかもしれないが、医療関係者からするとこの「老衰」が悩ましいことがある。老衰のイメージは徐々に弱って、食事や水を次第に受け付けなくなる状態が一般的だ。施設や病院で栄養が取れなくなると点滴やチューブで栄養補給することも一般的で、逆に何もしないと治療しなかったと訴えられるリスクがある。もし不幸にも病院で最期を迎えることになれば、元気なうちに弱ってきても点滴やチューブ栄養は無用であるとの意思表示が大切である。先に述べた私の母の終末は私が医師なのでスムーズにできたが、一般の方は親の死に方を冷静に判断できないだろう。

自宅で看取りたいと考えても、容態が急変すると思わず、救急車を呼んでしまう。日ごろから意思疎通ができていない担当医にあたると、頑張って救命処置をしてしまうことはよくある。担当医としては「手を抜いて訴えられたら大変」との思いから「高齢者には気の毒」と思いながらもそれなりの処置をしてしまうのだ。自宅で看取ると決めたら、かかりつけの先生を決めて、見取りまでお願いしたほうが良い。容態が急変した時でも救急車を呼ぶ前にかかりつけ医にまず連絡を取ることだ。本人や家族が救命処置を希望しなければかかりつけ医師がそれなりに対応してくれるだろう。

さて、超高齢で比較的元気で自分のことができる時の私の理想の死に方は熱中症と肺炎である。夏になると高齢の農家の方が畑で倒れているのを発見されることがあるが、おそらく倒れる少し前まで野菜の手入れをしていたに違いない。高齢になると熱さや脱水にも鈍感になり、少しきついと思った時に意識が遠のき死に至るのでこれこそポックリであり、最後まで社会活動ができていた。冬の理想の死に方は肺炎である。高齢者の肺炎は重症化しても高熱は出ない、症状が穏やかであるが、突然状態が悪くなって死に至ると言われている。冬になるとインフルエンザで多くの高齢者が亡くなった施設の方がお詫びの会見をしているのをよく見かける。重症患者さんを放置していたわけではなさそうで、少しおかしいなと思ったとたんに意識がなくなり死に至るので対応が遅れるのだ。逆に言えばあまり苦しまずに旅立てる死に方でもある。

結論としては、がんを宣告され、終活がある程度一段落ついた時点で熱中症か肺炎で死ねたら個人的には素晴らしいと思っている。超高齢になれば病と闘わずに、付き合い、最後を迎える準備が大切かと思う。

引用文献

（1） Butler, M., Nelson, V. A., Davila, H., et al.（2018）. Over-the-counter supplement interventions to prevent cognitive decline, mild cognitive impairment, and clinical alzheimer-type dementia: A systematic review. *Annals of internal medicine, 168, 52–62.*

（2） Butler, M., McCreedy, E., Nelson, V.A. et al.（2018）. Does cognitive training prevent cognitive decline?: A systematic review. *Annals of internal medicine, 168, 63–68.*

（3） Kojima, T., Akishita, M., Kameyama, Y., et al.（2012）. High risk of adverse drug reactions in elderly patients taking six or more drugs: analysis of inpatient database. *Geriatrics and Gerontology International, 12, 761–762.*

参考図書

・石飛幸三（二〇一三）『「平穏死」のすすめ　口から食べられなくなったらどうしますか』講談社文庫

特養の配置医になったベテラン血管外科医が見たものは何か。高齢者への胃ろうが社会問題化するきっかけとなったベストセラー著書の一つ。私たちのフォーラムにも何度も来ていただいた。

・中村仁一（二〇一二）『大往生したけりゃ医療とかかわるな「自然死」のすすめ』幻冬舎新書

京都で長年、「自分の死を考える集い」を主催し、終末期医療のあり方について独自の主張を展開しているベテラン老年医のベストセラー著書。死ぬのは「がん」に限る。ただし、治療はせずに、がモットー。こちらも私たちのフォーラムに来ていただいた。

・大村英昭・山中浩司　編（二〇一五）『とまどう男たち　死に方編』大阪大学出版会

私たちのフォーラム・メンバーと右のお二人を含むゲストスピーカーでまとめた、「死に方編」。故大村英昭氏の渾身の魂論や作家の久坂部羊氏のエッセーなどが満載。

第10章　死と病

平井　啓

1　はじめに

がん患者が主治医から余命を告げられたときに、大きなショックを受けて悲しくなったり、家族や日頃から親しくしていた人が亡くなったときに悲しくなったりするのはなぜだろうか。人の死は、自分自身や周囲の人などの悲しい、驚きなどのさまざまな感情を引き起こし、時には、それがきっかけとなり、心的外傷後ストレス障害（PTSD）、うつ病、さらには複雑性悲嘆と呼ばれる状態となることもある。

我々の心理的適応において、死の問題は最も大きいストレスイベントとして捉えることができる。しかし、「死」は等しく誰にも起こることであり、死別による悲嘆も人生において何回も経験するもので、自然な現象である。しかしながら自分自身の死は人生に一度だけであり、また自分にとっての特定の他者の死は一度きりであるのでその体験は特別なものとして記憶される。そのため、この自分自身の死を予期したときの悲しみである予期悲嘆や、死別による悲嘆は、特別な心理活動として扱われる。

これに対して、「病」を患うことは仕事に行けなくなる、不快な症状があるといったさまざまなことが我々の心理状態に影響を与えるが、日常的なことであるので、それは乗り越えることができるものとして捉えられる。現代の医療技術の進歩により、ますますこの乗り越えることができるという認識は広まった。

以前は多くの「病」の延長線上に「死」が見えていた。例えば、以前は、がんに罹患することとイコール死を意味すると捉えられていたため、がんという病名を患者に告知すること自体が差し控えられていた。しかし、今では、さまざまな治療法が開発されたこともあり、「治療を続ける」ことで、死ということを患者も医療者も直視することなく過ごせるようになってきた。特に、免疫療法など抗がん剤治療の発達により生命予後を延長することが可能となってきた（がんを根治するわけではないが）。

このように現在ではいろいろな技術や制度のおかげで、「病」であると捉え続けることが可能となってきており、「死」を前提とする悲嘆という感情は、ますます特別なものになってきているのではないかと考えられる。多くの「死」が事故や事件、災害によるニュースの中の出来事であり、普通に暮らしている限りではそれに直面しなくて良いような錯覚を感じているのかもしれない。

このように我々が「死」や「病」をどのように認識するかによって、われわれの心理的反応や心理的適応は大きく異なるのではないかと考えられる。本章では、「死」や「病」に関する心理学研究ならびに筆者が行ってきた研究を振り返り、人間科学の視点からこの問いに対する答えを探りながら、この問いを持つことでよりよい人生を送ることができるようになる方法について論じる。

2　死に関する心理学

ここで、「死」に関する心理学について簡単に振り返ってみたい。重要な他者（配偶者や家族など）との死別は人生で最も悲しい出来事の一つであり、人はしばしば悲嘆反応を示す。悲嘆反応には重要な他者や事物などの喪失に伴う悲しみや嘆きなど、亡くした対象への強い感情反応や、対人場面を回避するなどの行動反応、不眠などの身体反応が見られる。

これまでに数々の悲嘆研究が行われてきたが、悲嘆研究は重要な他者の死の心理的影響に関する研究であり、その起源はフロイト(5)の抑うつと悲哀の関連の研究に遡る。心身に不調をきたす病的な悲嘆の原因は、正常な悲嘆が行われないことにあるとした。そして、正常な悲嘆について、愛する対象に向けられている個人のエネルギーを現実的に直視することを通じて徐々にそこから引き離していくことが必要であることを述べ、そのように悲嘆を乗り越えていく過程を「喪の仕事」と呼んだ。一方で、病的な悲嘆を抑うつと関連づけ、その特徴として、喪失した対象に対する憎しみ、両価性、同一視といったことを挙げている。

その後、リンデマン[12]が死別の後、特に数日から数週間という短期間の間に見られる「急性悲嘆反応」という概念を定義し、戦争や災害による急な死別についての知見を示した。リンデマンは、急性悲嘆反応のプロセスについて触れており、①身体的虚脱感を示し、身体的な苦痛を感じる段階、②自分も死んでしまいたいと思う段階、③罪悪感を感じる段階、④敵対的反応を示す段階、⑤日常の行動パターンが阻害される段階の五つの過程があるとした。さらに、現代にも通じるグリーフ・ワークという用語を用いて、嘆き悲しむ体験を通じて故人のいない環境に適応していく作業の必要性を説いている。そして、死別が予期される場合に実際の死別が起こる以前から、終末期の患者の家族に不安や恐怖感に加え、潜在的な死への悲嘆反応である予期悲嘆が現れるとした[9]。

また、愛着理論（乳幼児と母親的養育者間での強い情緒的結びつき（愛着）の形成には、養育者の子に対する積極的な応答と相互作用が重要であるとする理論）で知られるボルビー[1]によれば、死別は望まない分離であるとし、故人との結びつきの強さによって悲嘆は苦痛なものになるとした。近親者を失った人がどう反応するかを観察してみると、一般に数週間から数ヵ月の間に一連の段階をたどることがあるとしている。そしてその段階を悲嘆のプロセスとして、①無感覚と不信（近親者の喪失への認識と理解のギャップが生じ、パニックになる）、②思慕と探求（失った者を探し求め、戻らないことを理解し混乱が押し寄せる）、③混乱と絶望（現実と向き合う過程で、無関心・無目的になり、現実を受け入れられず孤立する）、④再建（喪失体験を受容し、新しい自己のイメージや役割を見出す。人間関係にも入ることを決意する）の四段階を示した。

他にも多くの段階説が提唱されたが、特に有名なものとしてはキューブラー・ロス[10]の「死の受容」プロセスがある。キューブラー・ロスは二〇〇人以上の末期患者にインタビューを行い、死を告知された人間がどのように自らの死と向き合うのかについての見解を示し、ボルビーの理論などを参考に五段階モデルを導いた。その内容は①否認（自分が死ぬのは嘘なのではないかと考える）、②怒り（なぜ自分が死ななければいけないのかという怒りを向ける）、③取り引き（死なずにすむように取引を行う）、④抑うつ（何もできなくなる）、⑤受容（最終的に自らの死を受け入れる）であり、一般にもよく知られている。しかし、全ての人がこの段階を辿るわけではなく、人によっては順番が入れ替わったり、段階を飛ばしたりすることがあるとされている。

ここまでで簡単に死に関する心理学についての振り返りを行った。このように悲嘆は「愛する者が生き続けてほしい」という理想と、今まさにその者が死にゆくと認識したときに不一致が生じることにより起こるものである。そして、悲嘆を経験した者は日常生活など、現実との相互作用により、やがて「愛する者が生き続けてほしい」という理想を持ち続けることができないと悟ることとなり、この状態をまさに「死の受容」と呼ぶのである。

3　終末期がん患者の心理過程

筆者は、終末期がん患者の心理的過程に関する一連の研究を行ってきた。その研究の一つにおいて、病気が進行することで、患者により「予期される自己」と「現実の自己」とが不一致が生じ、それが強い情動的反応を示すというモデルを提唱した。(7)「予期される自己」とは、自分自身がこうありたい、こうなるはずだというイメージに関するものであり、基本的には健康であった自分にもとづいて構成される。これに対して、「現実の自己」とは、実際に認識された今の自分自身の状態や状況のことで、そこには自分自身の身体性が大きく含まれるため、身体症状や活動性などの身体状況が悪化することでこの不一致が広がる。

具体的に見てみると、終末期のがん患者は、自己の心身についての予期と現実の認知について特徴が見られた。終末期がん患者は症状が悪化すると話す時間が短くなったり、自身の身体についての話題、例えば「食べられない」「トイレに行けない」などを話したりすることが多くなることがわかっている。また、「予期される自己」に対してはポジティブな反応を示すが、「現実の自己」が彼らにとって回避したい自己であった場合、健康であった時のポジティブな自己イメージと、現在のネガティブな自己イメージとの間にギャップが生じ、このギャップが彼らの情動を大きく揺さぶるのである。このような強い情動は、最終的に患者のＱＯＬ（Quality of life）に非常に大きな影響を与えることになるのである。

終末期がん患者の病状の進行は安定している状態から重症、そして死へと進行するものである。しかし、この間でも安定から悪化、そして一定の回復といったものが繰り返されてだんだんと病状が進行していく。そのため、彼らはある程度の状況の変化に対しては、従来持っているパターンで対処しているが、病状が非常に重症な場合、対応が難しい。そこで日々の細やかな身体的状況の変化に応じて、新たな対処のパターンを獲得していく必要があり、この「予期される自己」と「現実の自己」とのずれを埋めていくような介入が望まれる。先ほどの述べたキューブラー・ロスの言う死の受容とは、「予期される自己」が「現実の自己」にもとづいて再構成されることで、この不一致が小さくなることであると言える。

筆者ら[7]の一連の研究で得られた結果は終末期がん患者の心理的適応やＱＯＬの向上などの臨床的な側面に対していくつかの示唆を与えるものであった。この結果を含めて、臨床場面への提言を行う。コールマンは、患者のＱＯＬは患者の持つ、希望、期待といったものと実際の出来事の間の相違に関係しているとしている[2]。すなわち希望や期待と実際の出来事の間の相違が大きいほどＱＯＬが低いということであり、その相違が小さいほどＱＯＬが高いということになる。彼は、ＱＯＬをその時々の個人の期待と経験をはかるものであるとしている。このため、ＱＯＬを改善、向上させるには、この相違を小さくすることが重要であり、そのためまずは身体症状のコントロールが必要である。また、心理学的な介入や援助として、希望や期待を現実的なものにするという介入が考えられるとしている。末期がん患者の場合、時間とともに現実の出来事は、悪い方向に向かうため、その場、その場での現実的な目標設定が必要になるということである。そしてこれらの点からも、身体的な問題を最小限にして、人生の他の側面を高めることが非常に重要である。

4　がん患者に対する問題解決療法

このような身体的な状況が悪化していく終末期がん患者や、疾患への罹患による状況変化に対応していかなければいけないがん患者の心理的適応の維持と、向上のための具体的な介入方法として、認知行動療法の一つの技法であるとされる問題解決療法（problem-solving therapy）が挙げられる。問題解決療法とは、日常生活の中でストレスを感じるさまざまな問題に対して、その問題を解決するのに有効な方法をいくつか見つけ出し、それらの中から最も有効な手段を見つけ出そうとするプロセスと定義される社会的問題解決[4]をターゲットとした心理療法である。

この社会的問題解決における問題とは、なんらかの障害により「そうありたいと思う状態（What I want）」と「現在の状態（What is）」が不一致であり、効果的な解決策（コーピング）がとれない状態のことであると定義されている[4]。つまり、先述の「予期される自己」と「現実の自己」の不一致と対応しており、それぞれを明確にしながら、その不一致を解消するための行動をするように導くのが問題解決療法であると言える。

ネズら[13]は、がんの罹患をネガティブなライフイベントとして、その後の適応の過程を問題解決によるコーピングの過程とし、がん患者のＱＯＬ向上のために問題解決療法の適用は妥当であると述べた。そこで筆者らの研究グループ（平成一九年度から厚生労働科学研究費補助金がん臨床研究事業「がん患者に対するリエゾン的介入や認知行動療法的アプローチ等の精神医学的な介入の有効性に関する研究」班）では、日本のがん患者向けに問題解決療法プログラム開発をした[8]。この研究では、術後の乳がん患者を対象として有効性の検証を行った結果、介入前と三ヵ月後のフォローアップ時の不安と抑うつの得点の減少に比較的高い効果（d ＝ 0.82）があることを示した[8]。

実際の問題解決療法での問題解決を、筆者らのグループでの問題解決療法に参加した六〇代男性の消化器がん患者（以降Aさん）を事例として紹介する。Aさんは、手術で胃を切除したことによって「食べられなくなったこと」を問題と感じ、それを解決する方法を探すためにいろんな人の意見を聞きたいと言われ、この問題解決療法のグループに参加した。Aさんにとって、手術前の健康なときは、〝食べたい〟ときに〝食べられる自分〟であったものが、手術によって胃がなくなってしまったことで、〝食べたい〟のに〝以前のようには食べることができない〟状態となり、それがAさんにとっての「問題」となっていた。そこで、「食べられない」問題を題材として問題解決療法に取り組むことになった。この問題に対して、「食べられそうなものを探す」という目標を設定し、具体的な解決策をグループでブレーンストーミングを行い、複数の解決策を取り上げた上で、いくつかの解決策を実際に行ってもらい、その結果を報告してもらうことになった。途中の経過は省略するが、最後の問題解決療法のセッションで、Aさんは「食べられないということは大した問題ではないと思えるようになった」と言われ、「食べられない」問題以外の問題、妻の介護、昔からの馴染みの飲食店の店員など人とのコミュニケーションをとることをより優先度の高い、「そうありたいと思う状態」として設定できるようになった。

この事例では、もともと、がんの手術をする前は、「食べられるはず／食べたい」と思う自分と実際に食べることができている自分とに不一致はなかったが、この「食べられるはず／食べたい」と思う自分と、病気になり、手術をしたことで「以前のように食べられなくなった自分」とが不一致となり、それがAさんのストレスとなっていたのである。すなわち「予期される自己」と「現実の自己」が不一致になっていた言える。そして、この不一致を埋めるための解決策をいくつか試みる中で、結果として、「病気なった自分」を前提として、「今、ありたい自分」を再構築することができていったのではないかと思われる（図10-1）。

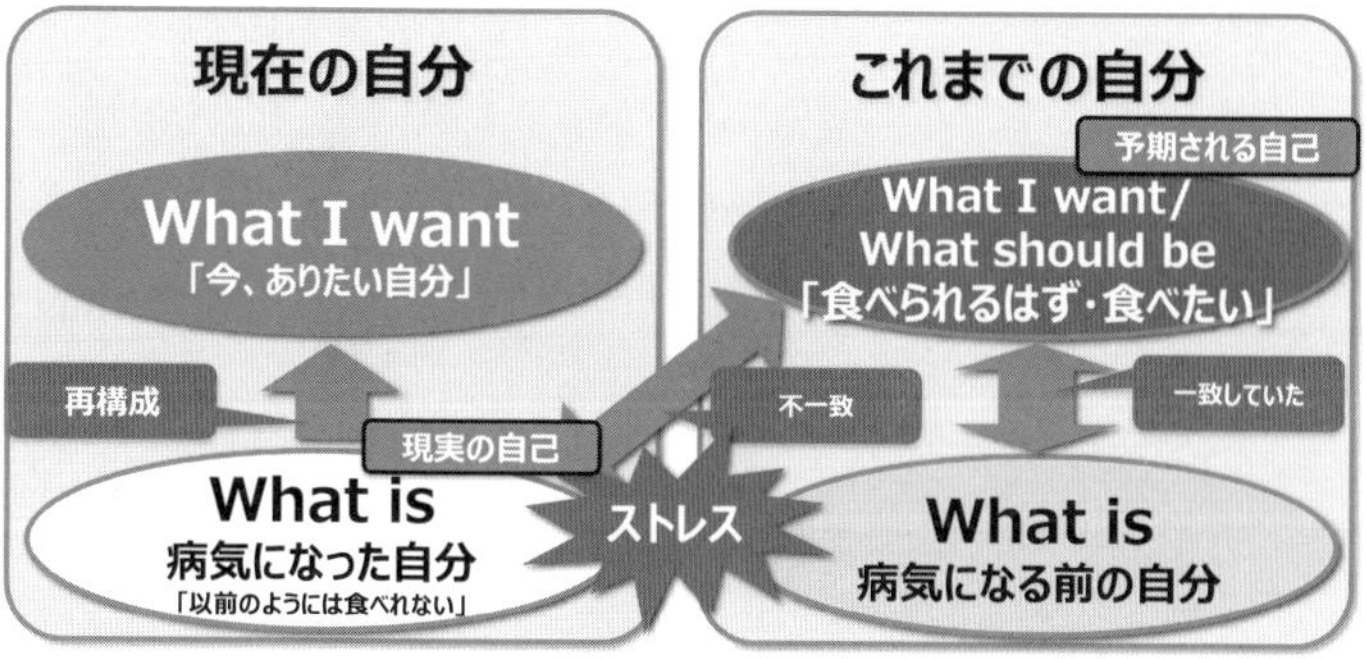

図10-1　がん患者の「予期される自己」と「現実の自己」の不一致

「予期される自己」と「現実の自己」の不一致を解決するためには、「現実の自己」を「予期される自己」に合わせるように変容させていくような方向性と、この事例のように「現実の自己」に合わせて「予期される自己」を修正させる二つの方向が考えられる。この事例のように、手術によってもともとの胃という器官自体がなくなってしまい、今後の経過では機能自体はある程度もとに戻ってくるが、病気になる前のそのままの状態に戻すことが難しいという慢性疾患の場合や、重要な他者を喪った死別の場合もまた、「現実の自己」に合わせて「予期される自己」を修正させる方向への支援やアプローチが必要になると言える。

この「予期される自己」の修正は、不一致を完全に解消させるものである必要はない。たしかに「予期される自己」と「現実の自己」の不一致はストレスをもたらすが、人間の成長には、この不一致が原動力となる。なぜなら、現実の自己と、それに対して設定されたポジティブに予期される自己の不一致を埋めるための行動をとることで、「現実の自己」を肯定的に変容させることになるからである。この事例においても、修正された「予期される自己」には、「今食べられる範囲で食べたい」というものから、「妻を助けたい」、「人とコミュニケーションをとりたい」というものを含んだ新たなものになっていると言える。そして、これは「現実の自己」をポジティブな方向に向かわせる動機づけを高めるものになったと考えられる。このように、一度、「予期される自己」を修正することができれば、それを参照しながら「現実の自己」を再び前向きに進めていくことができるようになると考えられる。

5　損失回避と「死」の参照点

これまで見てきた「死」に対する感情、悲嘆を、行動経済学を用いることで、全く別の角度から捉えることができる。経済学とは、社会全体でお金を主に扱う学問であると思われることが多いが、社会全体の経済の動きだけでなく、経済を動かす人々の「意思決定」や「行動変容」の要因について研究がなされてきた。伝統的経済学では、人々は得られる情報を全て用いて合理的な意思決定をすると考えられてきた。しかし実際には、人々は目の前の問題に対して直感やその場の感情に影響された非合理的な意思決定をしている。そこで心理学の知見をふまえて、そのような「人が判断を下す際の、非合理的な思考の枠組み」を解き明かしてきたのが、行動経済学である。このような行動経済学の考え方を理解し、応用することで、医療場面で生じるさまざまな意思決定と行動変容の問題を解決できるのではないかと考えられている[14]。

行動経済学の中で、「死」に最も関連すると考えられるのが損失回避と呼ばれる現象である。例えば、がん患者の主治医が、患者に対して「残念ながら、これまで行った治療に効果が認められません。治療を続けると、副作用で逆に命を縮めることになるので、治療をやめて残された時間を有意義に使ったほうが良いと思います」と病気の予後告知を行った。これに対して患者は「治療法がないというのは、私にとっては死ねと言われたも同然なんです」といってこの主治医のもとから離れていき、代替療法などさまざまな治療に挑戦することになる[11]。こういう患者と医療者のすれ違いはしばしば医療現場で見られるものである。このとき、患者にとって、治療法がないという事実を受け入れることは、自らの「死」を認めることになる。それはみずからの「死」という損失が確定することを意味することになり、損失をできるだけ回避したいという心理が働く。なにか続けているものをやめるという意思決定を行うときも同様に、損失を回避したいとなり、これを行動経済学では損失回避と呼んでいる。

カーネマンとツバースキー[3]が提唱した意思決定に関する理論であるプロスペクト理論は、このような人間の損失回避性を説明する理論である。プロスペクト理論は、人間の感じる価値は、例えば一万円得ると一万円失うというように、同じ大きさであっても利得の状況と損失の状況

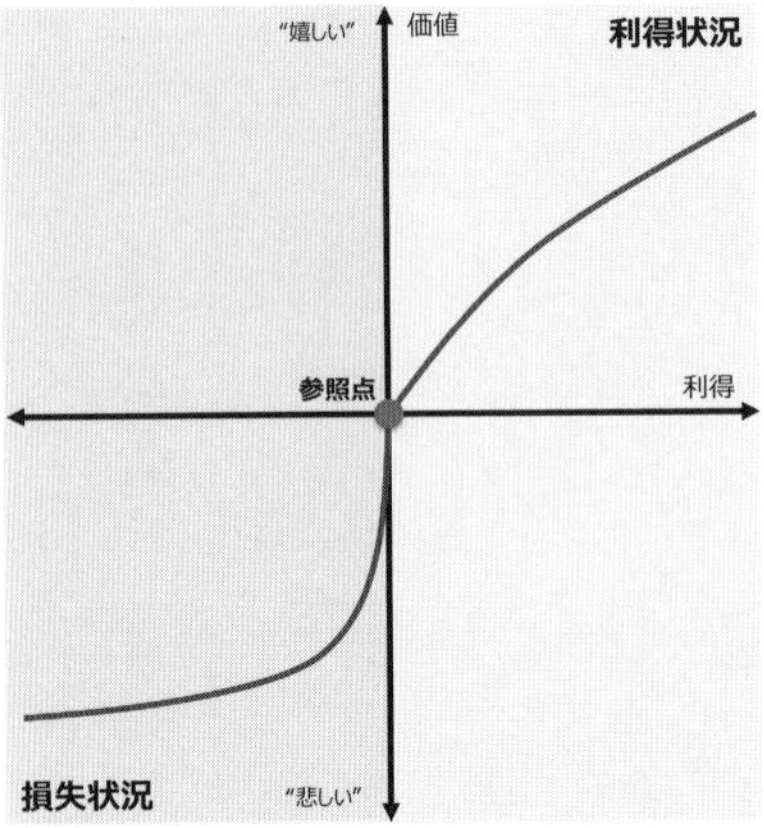

図10-2　プロスペクト理論による利得と損失における価値の違い

で異なり、損失の場合のほうが利得の場合の約二・五倍になるというものである。つまり、損失をより敏感に感じるということである。さらに、価値の基準点が変わることで、人間の感じる価値も変化すると考える。例えば、財布に一万円しか入っていない人にとっては、その一万円はできるだけ失いたくないと感じ、寄付を求められても断るかもしれない。これに対して、財布に一〇〇万円入っていれば、一万円を失うことについては、それほど気にならず、寄付を求められたら容易に一万円寄付をするかもしれない。このような財布にある一万円と一〇〇万円は、人間の感じる価値に対する基準点となるので、参照点と呼ばれる（図10-2）。

プロスペクト理論を用いて、前述の予後告知を受けた患者の心理を説明してみる。まず主治医から予後の話を切り出される前の患者の自分自身の価値に関する参照点は、「治療を続けることで生きていくことができる」という現状維持の参照点であった。これに対して、主治医は、「治療をやめて副作用を減らし、残された時間を有意義に使うこと」が患者の利得になると考えて、それを告げている。しかし、患者にとっては、主治医の話は損失として受け取られる（損失状況として認知）。もし、患者が治療を続けられないことを十分に理解し、「病気が治らない」ことを参照点とすることができれば、この主治医の「残された時間を有意義に使うこと」は患者にとって利得として認知されうる。このように参照点がどこにあるかによって、同じ情報であっても損失としてとられることも、利得としてとられることもありうる。この場合の最大の問題は、「生き続けることができる」という現状の参照点から、「この病気は治らない」という死を前提とした参照点に移動しなければならないことである。

この参照点の移動を伴うとき、医療者は患者にその話を伝えることに大きな困難を感じ、一方で、患者は大きな感情の反応を体験することになる。この強い感情の反応は、これまで見てきた「予期される自己」と「現実の自己」の不一致ということで説明可能である。予後告知は、今まで維持できてきた肯定的な「予期される自己」を、損失を前提とした否定的な「予期される自己」に変化させるものである。多くの場合、このような状況で患者やその家族は、怒りや強い不安を感じたり、「否認」と呼ばれる反応をしたりすることになる。この場合の否認は、治らない病気であるという「現実の自己」を認識しないことで、それまで持っていた「予期され

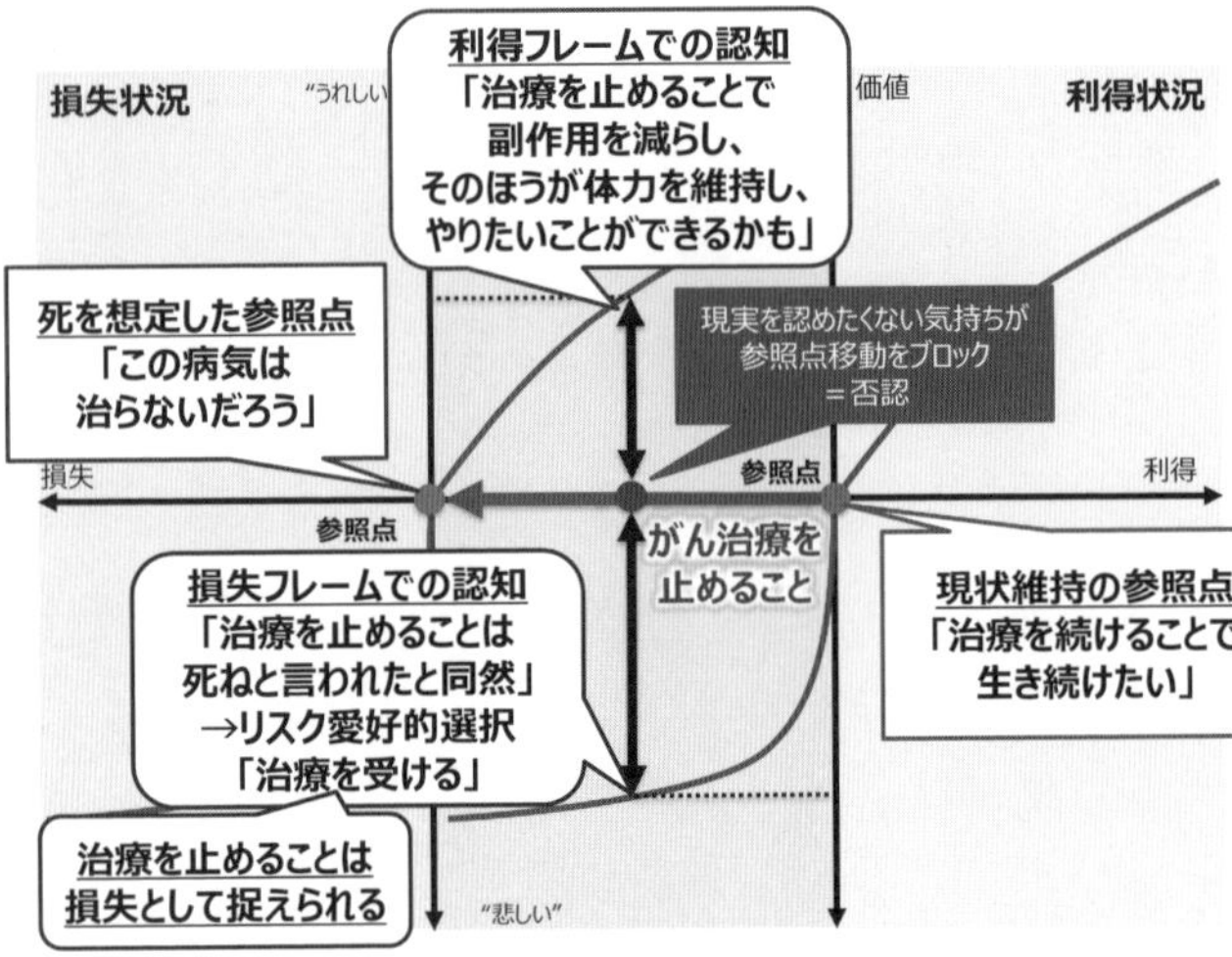

図10-3　参照点の違いによる予後告知の利得状況と損失状況での認知

る自己」を維持するための防衛機制と解釈することができる。

自分自身の存在に関する価値の参照点を損失方向に移動させることは、強い感情反応をもたらすため、しばしば当事者や家族、その支援者もそれを避けたいと感じる。そのため医療現場では、医療者や家族によって「悪い知らせ」を患者に伝えることが先延ばしにされてしまう。しかし、患者は「治療を継続できる」という参照点を持っているため、医療者や家族に予後告知をされなければ「病気が治らない」という参照点を持つことが遅くなってしまう。それにより、患者にとって「知っていれば選べたはずの選択ができない」という弊害が生じる。例えば、「治療を継続できる」参照点を持つ（治療を継続できると思っている）患者は、自ら緩和ケア病棟に移るという意思決定やどうしても会っておきたい人に会っておくという予定を作ることができない。つまり、予後告知をされた上でしかできない行動をしたり、選択肢を得たりするには、損失に寄った参照点を持つこと（「病気が治らない」と思うこと）が唯一の方法である。一方で、一度、参照点が損失側に移動した患者は、多くの選択肢を利得であると捉えることができる。つまり、損失側に参照点が移動したにもかかわらず、多くの選択肢を利得することで、患者はむしろ肯定的なものの見方ができるようになるのである。このような一種の肯定的なものの見方は、心理学で特性的楽観主義（dispositional optimism）と呼ばれるものと関連していると思われる[15]。例えば、楽観性の高い人は、問題解決的コーピング方略を用いやすいと言われている。すなわち、もともと楽観的な人は、このような参照点移動を自ら積極的に行うことができる人であり、絶えず「現実の自己」に合わせた「予期される自己」を設定し続けられる人であると言えるのかもしれない。

そうであるとすると、普段から、自分自身の存在に関する価値の参照点を問い直す作業をしておくことが、この特性的楽観主義を持ちやすくできる方法になるのかもしれない。その意味で、「もしいま自分が不治の病に罹ったとしたらどうするだろうか。何を大切だと感じるだろうか。何をやりたいと思うだろうか。」と自らの死や病について普段から考えておくことは、われわれ自身の人生を自らより充実し、利得を大きくすることに大きく貢献すると考えることができる。

6　おわりに

本章では、死と病というテーマのもとに、それがどのような心理学的な意味を持つのかということを概観し、筆者が行った終末期がん患者を対象とした研究から、その心理学的なメカニズムとして、「予期される自己」と「現実の自己」との不一致が、強いネガティブな感情反応を引き起こすとした。この不一致を小さくさせるためには、「現実の自己」を変容させることがしばしば求められ、状況によってはそれが可能であるが、終末期のがん患者や死別のような「現実の自己」自体を変化させることが難しい場合は、問題解決療法などの心理的な介入によって、「現実の自己」に対応した「予期される自己」を調整、再構成していくことが必要である。このことは、行動経済学では、「生き続けることができる」という現状維持の参照点から、「この病気は治らない」という死を前提とした参照点に移動させる作業と解釈することができる。もし、死を前提とした参照点を持ち、それにより「予期される自己」のイメージを持つことができれば、さまざまな選択肢が、われわれの人生を豊かにする「楽観的な」ものとして検討可能になる。このような参照点の移動は、普段から、「死」や「病」について、その意味やそうなったときにどうするかを考えおくことによってその柔軟性を高めておくことで行いやすくなるもの（特性的楽観主義）であると考えられる。

筆者は、四九歳以下でがんを経験したメンバーによるプロジェクト「ダカラコソクリエイト」

にファシリテーターとして参加している。このダカラコソクリエイト（https://dakarakosocreate.com）は、問題解決療法を応用し、がんサバイバーの経験と視点を現状（What is）として、それに対して「そうありたい自分たち」（What we want）を具体的に考えることで、当事者だからこその視点で、社会的課題に対する新たな価値創造を目指すためのプロジェクトである。[6] 仕事、恋愛、結婚、子供、自身の命などなどの自らの価値を見失う経験をしたもの、あきらめなければならなかったものなどのがん経験を、ラインスタンプや子供向けの医療機器を模した玩具（メディカルガチャガチャ）の開発という形で社会的な価値に変換しようとしている。このような喪失経験は、そのままであれば「損失」経験だったかもしれないが、参照点を移動させる、すなわちがんを経験したもの「だからこそ」得られる視点に移したことで、それらを「利得」として捉えることができるようになったから生み出される価値である。このようながん経験に限らず、日々の仕事や生活で経験することをこのように「死」や「病」、さらには「老い」という視点に結びつけて考えておくことは、このようなクリエイティブで楽観的な考え方ができるようにすることではないかと考えている。

引用文献

（1） Bowlby, J.（1961）. Processes of mourning. *International Journal of Psycho-Analysis*. 42, 317–340.

（2）Calman, K. C.（1984）. Quality of life in cancer patients - an hypothesis. *Journal of medical ethics*, 10, 124–127.

（3）カーネマン・D.（二〇一二）.（村井章子訳）『ファスト&スロー　あなたの意思はどのように決まるか？（下）』早川書房

（4）D'Zurilla, T. J., Goldfried, M.R.,（1971）. Problem solving and behavior modification. *Jouurnal of Abnormal Psychology*, 78, 107–126.

（5）Freud, S.（1917）. *Mourning and melancholia*（フロイト（一九七〇）.（井村恒郎・小此木啓吾他訳）悲哀とメランコリー.『フロイト著作集　第六巻　自我論・不安本能論』人文書院）

（6）藤澤大介・鈴木伸一・大江悠樹・近藤真前・中野有美・平井啓（二〇一七）.身体疾患領域における認知行動療法のひろがり.『認知療法研究』一〇（二）、一〇六–一一六

（7）平井啓・柏木哲夫・恒藤暁（一九九八）.末期がん患者の認知的過程の評価.『心身医学』三八、四〇七–四一四

（8）Hirai, K., Motooka, H., Ito, N., Wada, N., Yoshizaki, A., Shiozaki, M., Momino, K., Okuyama, T., Akechi, T.（2012）. Problem-solving therapy for psychological distress in Japanese early-stage breast cancer patients. *Japanese Journal of Clinical Oncology*, 42（12）, 1168–1174.

（9）小林裕美・森山美知子（二〇一〇）.在宅で親や配偶者の看取りを行う介護者の情緒体験と予期悲嘆.『日本看護科学会誌』三〇（四）、四六–四一六

（10）Kübler-Ross, E.（1969）. *On death and dying*. Routledge.（キューブラー・ロス（一九七一）.（川口正吉訳）『死ぬ瞬間』読売新聞社）

（11）久坂部羊（二〇一三）.『悪医』朝日文庫

（12）Lindemann, E.（1944）. Symptomatology and management of acute grief. *American Journal of Psychiatry*, 101（2）. 141–148.

（13）Nezu, A. M., Nezu, C. M., Friedman, S. H.,（1999）. *Helping cancer patients cope: a problem-solving approach*. Washington: American Psychological Association

（14）大竹文雄・平井啓（編著）（二〇一八）．『医療現場の行動経済学：すれ違う医者と患者』東洋経済新報社

（15）外山美樹（二〇一四）．特性的楽観・悲観性が出来事の重要性を調整変数としてコーピング方略に及ぼす影響．『心理学研究』八五、二五七–二六五

参考図書

・**ローレンス・マイナーズ・ウォーリス（二〇〇九）（明智龍男・平井啓・本岡寛子訳）『不安と抑うつに対する問題解決療法』金剛出版**

著者は、がん患者の心のケアに長く従事し、患者自身で困難を乗り越えられるPST（問題解決療法）が役に立つという思いを強くする。構造的アプローチがわかりやすく、精神保健専門家でなくても実施可能なPSTを、現場ですぐに活用できるよう紹介している。

・**大竹文雄・平井啓　編著（二〇一八）『医療現場の行動経済学：すれ違う医者と患者』東洋経済新報社**

「わかってくれない医者」「治療方針を決められない患者」このようなすれ違いが医療現場で生じる。本書では行動経済学から患者の非合理な意思決定バイアスを分析している。双方の溝を埋める一助になるだろう。

・**キューブラー・ロス（一九七一）（川口正吉訳）『死ぬ瞬間』読売新聞社**

末期患者二〇〇名との面談内容を録音し、死を間近にする人々の心理を分析した一冊である。キューブラー・ロスは、患者との対話から五つの死の受容プロセスを見出す。誰にでも必ず訪れる「死」への向き合う過程が、生々しく描かれる。

[ま行]

[や行]

[ら行]

[わ行]

索　引

山中　浩司　（やまなか・ひろし）

大阪大学大学院人間科学研究科・教授。専門は、医療社会学、科学思想史。

〈主な業績〉

山中浩司（2011）『医師と回転器／19 世紀精神医療の社会史』昭和堂

大村英昭・山中浩司編（2016）『とまどう男たち　死に方編』大阪大学出版会

野島　那津子　（のじま・なつこ）

大阪大学大学院人間科学研究科・助教。専門は社会学。

〈主な業績〉

野島那津子（2018）「探求の語り」再考──病気を「受け入れていない」線維筋痛症患者の語りを通して．『社会学評論』69（1），88-106

野島那津子（2017）診断のパラドックス──筋痛性脳脊髄炎／慢性疲労症候群及び線維筋痛症を患う人々における診断の効果と限界．『保健医療社会学論集』27（2），77-87

石蔵　文信　（いしくら・ふみのぶ）

大阪大学大学院人間科学研究科　未来共創センター・招へい教授　循環器科医師。

〈主な業績〉

Ishikura F, Nagata S, Hirata Y, Kimura K, Nakatani S, Tamai J, Yamagishi M, Ohmori F, Beppu S, Takamiya M, Miyatake K, Nimura Y.（1989）Rapid reduction of plasma atrial natriuretic peptide levels during percutaneous transvenous mitral commissurotomy in patients with mitral stenosis. Circulation. 79: 47-50

Ishikura F, Beppu S, Hamada T, Khandheria BK, Seward JB, Nehra A.（2000）Effects of sildenafil citrate （viagra）combined with nitrate on the heart. Circulation. 102: 2516-2521

平井　啓　（ひらい・けい）

大阪大学大学院人間科学研究科・准教授。専門は健康心理学。

〈主な業績〉

大竹文雄・平井啓　編著（2018）『医療現場の行動経済学』東洋経済新報社

Hirai K, Ishikawa Y, Fukuyoshi J, et al.（2016）Tailored message interventions versus typical messages for increasing participation in colorectal cancer screening among a non-adherent population: A randomized controlled trial. BMC Public Health 16: 431.

池田　光穂　（いけだ・みつほ）

大阪大学COデザインセンター・教授（大学院人間科学研究科教授兼任）。専門は文化人類学・医療人類学。

〈主な業績〉

池田光穂編（2012）『コンフリクトと移民：新しい研究の射程』大阪大学出版会
池田光穂ほか編著（2019）『犬からみた人類史』勉誠出版

斉藤　弥生　（さいとう・やよい）

大阪大学大学院人間科学研究科・教授。放送大学客員教授。専門は社会福祉学、高齢者介護、北欧社会研究。

〈主な業績〉

斉藤弥生（2014）『スウェーデンにみる高齢者介護の供給と編成』大阪大学出版会
上野谷加代子・斉藤弥生（2018）『地域福祉の現状と課題』放送大学教育振興会

野村　晴夫　（のむら・はるお）

大阪大学大学院人間科学研究科・教授。専門は臨床心理学、生涯発達心理学。

〈主な業績〉

野村晴夫（2014）生活史面接後の「内なる語り」．『心理臨床学研究』32，336–346
野村晴夫（2017）自己語りと想起が促す生活史の再編．『心理臨床学研究』35，4–14

モハーチ・ゲルゲイ

大阪大学大学院人間科学研究科・准教授。専門は医療人類学、科学技術社会論。

〈主な業績〉

モハーチ・ゲルゲイ（2017）薬物効果のループ――西ハンガリーにおける臨床試験の現場から『文化人類学』81（4），614–631
モハーチ・ゲルゲイ（2019）病気と付き合う――慢性病の食事療法をめぐる民族誌的試論．森明子（編）『ケアが生まれる場――他者とともに生きる社会のために』297–314，ナカニシヤ出版

大阪大学大学院人間科学研究科
「シリーズ人間科学」編集委員会（五十音順）

渥美　公秀（あつみ・ともひで）　大学院人間科学研究科・教授

河森　正人（かわもり・まさと）　大学院人間科学研究科・教授

白川　千尋（しらかわ・ちひろ）　大学院人間科学研究科・教授（委員会副委員長）

中澤　　渉（なかざわ・わたる）　大学院人間科学研究科・教授

中道　正之（なかみち・まさゆき）大学院人間科学研究科・教授（委員会委員長）

入戸野　宏（にっとの・ひろし）　大学院人間科学研究科・教授

野村　晴夫（のむら・はるお）　大学院人間科学研究科・教授

山中　浩司（やまなか・ひろし）　大学院人間科学研究科・教授

執筆者紹介（執筆順）

中道　正之　（なかみち・まさゆき）

大阪大学大学院人間科学研究科・教授。専門は比較行動学、動物園行動学。

〈主な業績〉

中道正之（2017）『サルの子育て　ヒトの子育て』KADOKAWA（角川新書）

中道正之（2019）『写真でつづるニホンザルの暮らしと心　岡山・神庭の滝の群れの 60 年』大阪大学出版会

中山　康雄　（なかやま・やすお）

大阪大学大学院人間科学研究科・名誉教授。専門は科学哲学、言語哲学。

〈主な業績〉

中山康雄（2016）『パラダム論を超えて――科学技術進化論の構築』勁草書房

中山康雄（2019）『言語哲学から形而上学へ：四次元主義哲学の新展開』勁草書房

編者紹介 ＊ 主な業績は執筆者紹介に記載

山中　浩司　　大阪大学大学院人間科学研究科・教授

大阪府生まれ。1988 年京都大学大学院経済学研究科博士後期課程単位取得退学。1990 年大阪大学教養部講師。1995 年ベルリン自由大学社会学研究所客員研究員。1996 年人間科学部助教授。2000 年大阪大学大学院人間科学研究科助教授。2010 年から同教授。社会思想史、科学思想史を経て、科学社会学、医療社会学を専門とする。2009 年から、大村英昭氏（故人）、伊藤公雄氏、石蔵文信氏、阪本俊生氏らと「生き方死に方を考える社会フォーラム」を主催、2012 年より希少難病患者の聞き取り調査も継続している。

石蔵　文信　　大阪大学大学院人間科学研究科　未来共創センター・招へい教授

京都府生まれ。1982 年三重大学医学部卒業。1991 年大阪大学博士（医学）。循環器科医師。国立循環器病センター、大阪警察病院、米国メーヨークリニック　リサーチフェロウを経て、1998 年大阪大学医学系研究科助手、2004 年より准教授、2013 年より 2017 年まで大阪樟蔭女子大学　健康栄養学部教授。男性更年期外来を市内で開設。夫の何気ない行動や言葉が強いストレスになり、妻の身体に更年期障害のような変調を引き起こす病気を「夫源病」と名付ける。「一般医-精神科医ネットワーク（通称 G-P ネット）」を立ち上げ、大阪を中心に自殺者を減らす活動や料理教室や HP（孫育のグチ帳）を立ち上げて孫育の推進のための活動をしている。

シリーズ人間科学 5

病む

発行日　2020 年 3 月 30 日　初版第 1 刷　　〔検印廃止〕

編　者　山中 浩司・石蔵 文信

発行所　大阪大学出版会
代表者　三成賢次
〒565-0871
大阪府吹田市山田丘 2-7　大阪大学ウエストフロント
電話：06-6877-1614（代表）　FAX：06-6877-1617
URL　http://www.osaka-up.or.jp

カバーデザイン　小川順子
印刷・製本　株式会社 遊文舎

ISBN 978-4-87259-622-9　C1330

シリーズ人間科学

1 ◉ 食べる

八十島安伸・中道正之 編　定価（本体1800円＋税）　238頁　2018年3月刊行

「食べる」をキーワードに、広範な学問領域から、「人そのものと、人が営む社会」を明らかにする。味覚、乳幼児の食行動、贈与交換と食、摂食障害、食事作法、炊き出し、辺境地の食、サルの食行動、食のタブー等について扱う。

2 ◉ 助ける

渥美公秀・稲場圭信 編　定価（本体2000円＋税）　272頁　2019年3月刊行

助ける／助けないことを哲学、共生学から検討したうえで、医療社会学、教育社会学、国際協力学のフィールドワーク、さらに人間工学、比較行動学、臨床心理学、現象学、グループ・ダイナミクスの視点から「助ける」を考える。

3 ◉ 感じる

入戸野宏・綿村英一郎 編　定価（本体2000円＋税）　286頁　2019年3月刊行

人工知能やロボットが活躍する現代、私たちには「感じる」という心の働きが残されている。知覚心理学から脳科学、社会心理学、安全行動学、発達科学、異文化コミュニケーション等の視点から、「感じる」心について紹介。

4 ◉ 学ぶ・教える

中澤渉・野村晴夫 編　定価（本体2000円＋税）　284頁　2020年3月刊行

実験、フィールドワーク、ドキュメント分析、統計分析、比較研究、臨床的アプローチなどの人間科学の領域から「学ぶ・教える」に切り込み、人間の本性を理解するための多面的な見方とその魅力を提示する。

5 ◉ 病む

山中浩司・石蔵文信 編　定価（本体2000円＋税）　242頁　2020年3月刊行

医学、哲学、霊長類学から病むことの意味について論じ、臨床心理学、臨床哲学、社会福祉学、医療人類学から治療や癒しの制度と意味を論じる。さらに人類学と社会学の立場から、社会における病気の意味を考える。